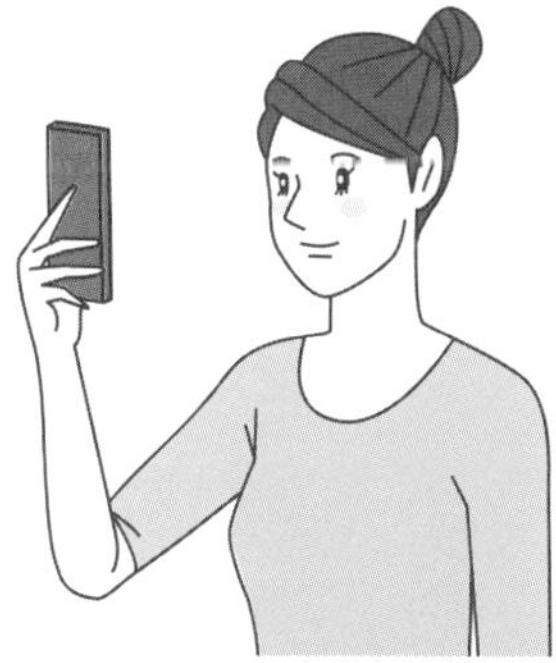

姿勢がよくなり、痛みが消える

ストレートネックと猫背が劇的に改善！

1分間ストレッチ

監修

ムラマサ骨格矯正センター代表

村田 雅史

日東書院

はじめに

あなたは最近、スマホやパソコンを見る時間は長いでしょうか？　首や肩が疲れているのを我慢して、悪い姿勢でずっと操作を続けていませんか？

そんな生活習慣が長期間続くと、背骨や周辺の筋肉が変性を起こして硬直し、さまざまな症状を伴うようになります。たとえば首で問題が起こった場合、段階的に現れる症状は次のようなものです。

〈重度レベル１〉軽度の筋肉血行障害：一時的な首肩こり。休むとすぐに良くなる。

〈重度レベル２〉自律神経失調：頭痛・吐き気・慢性疲労・イライラなど。休んでも治らない慢性的な強い首・肩こり。

〈重度レベル３〉神経障害：姿勢の変化によって悪化するような首や肩の慢性的痛み・腕や手のしびれ。

〈重度レベル４〉脊髄障害：手指や足が思うように動かせなくなる。歩行困難・排泄障害など。

本書のテーマである「ストレートネックと猫背」は、首や背中が前に傾いたまま固まってしまった状態ですが、この段階分けにおいて重度レベル２以降に相当します。レベルの壁を越えるごとに、前のステージに立ち戻ることが難しく、より大変な手間と時間がかかるようになってしまいます。皆様には、できるだけ重度レベルが低い段階で肉体改革に取り組んでいただきたいです。

本書は、近年急増しているストレートネック・猫背を食い止めるため、主に日常生活における予防の知識や、体を改善する25種類のストレッチなど、具体的で実用的なメソッドを掲載しています。

断片的な情報を提供するだけでなく、読者自身が自分の体への理解を深めて体に優しい生活習慣を自然に身に付けることも目指しました。情報が多くなってしまい、文章のまとめ方に至らない部分があるかもしれませんが、１００年たっても色褪せない有益な情報を集めたつもりです。

基本的に、ストレートネック・猫背になる前の重度レベル1、なりはじめの重度レベル2の段階で、本書を活用されるのが望ましいです。プロの治療家、トレーナーに相談するのも良いでしょう。

もしも、本書を購入されたあなたがすでにレベル3以降で神経障害・脊髄障害をお持ちの場合は、本書のストレッチを実践する前に、まず整形外科でＭＲＩなどの画像診断を受けてください。画像診断をしなければプロの治療家が触っても判別を誤る可能性があります。そのうえで、担当医師の方に本書のストレッチ掲載ページを見せ、実践しても大丈夫だと言われたものにぜひ取り組んでみてください。

本書が、皆様の健康で幸せな人生の支えになることを心から願っております。

ムラマサ骨格矯正センター代表
村田 雅史

もくじ

第3章 ストレートネック&猫背を改善する「1分間ストレッチ」

第4章 ストレートネックと猫背にならない「姿勢のチカラ」

第5章 生活習慣でストレートネックと猫背を予防する

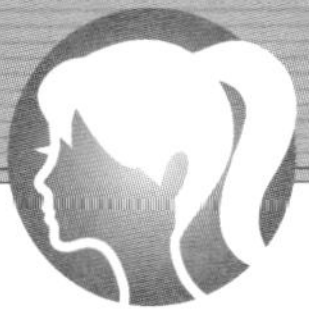

第1章

あなたの姿勢は大丈夫ですか?

最近は様々な場所でスマホやゲームに夢中になっている人を見かけます。それ自体は悪いことではないのですが、問題なのはその姿勢です。いつの間にか前かがみの姿勢が進み、首や肩に大きな負担がかかっているのです。

ストレートネックと猫背ってどんな状態？

人間の頭は、頸椎と呼ばれる7個の首の骨で支えられています。人間の頭は重く、成人でおよそ4～6kgといわれています。子どもの場合、体の大きさに対する頭の重さの割合はさらに大きくなります。頸椎はその重い頭を支え、移動時に発生する衝撃を吸収するために本来30度くらいの緩やかなカーブを描いているのです。

ストレートネックとは、**頸椎が棒のようにまっすぐに固まった状態**です。近年、首を前に出した姿勢を長時間続ける人が多く、増加傾向にあります。首にカーブがあれば受ける重力の衝撃が吸収されますが、首が固くまっすぐだと頭の重み・衝撃がダイレクトに首や肩周辺にのしかかり、ダメージが発生します。また猫背とは、文字通り背中が丸く固まってしまった状態です。姿勢が悪くなると血管・神経や内臓がつぶされて正常に働かなくなってしまいます。その結果**ストレートネックも猫背もさまざまな不調の原因**となります。

◎大きな原因はスマホの使い過ぎ

ストレートネックや猫背の大きな原因の一つは、スマートフォンの使い過ぎといわれ、「スマホ首」や「スマホ猫背」と呼ばれることもあります。スマホを操作するときには、どうしてもうつむいた姿勢になりがちで、首が前に出てしまう人が多いのです。

首の前側には「胸鎖乳突筋《きょうさにゅうとつきん》」という筋肉があります。日常的に長時間うつむいた姿勢を取っている人はこの胸鎖乳突筋が縮んで固まりやすく、首のこりや頭痛、めまいなどさまざまな不調が起こってきます。現代社会ではスマホは多くの人にとって手放せないものになっており、ストレートネックが急激に増えているという社会的背景があるのです。

そのほかにも、前かがみの姿勢で机に向かって勉強や仕事をしているとき、料理や掃除などの家事に集中しているとき、子どもを抱えるときなども、無意識のうちに前傾姿勢になりやすいため注意が必要です。大切なのは①良い姿勢②小休止③ストレッチ、です。

猫背の人はストレートネックになりやすい

スマホを見るときやデスクワークをするとき、つい猫背になっていませんか？　猫背で背中が丸まっている状態の人は、頚椎が体の重心線より前に出てしまいます。すると、前方向に傾く首を支える負担が膨大になり、スレートネックにつながってしまいます。

正しい姿勢でいるときは、耳と肩のラインがまっすぐで、お腹はすっきり、胸やお尻は上向きになり、バランスの整ったスタイルになります。また、目線が上がると気持ちも明るく前向きになり、病気にもなりにくくなるのです。

それが猫背になると、お腹はぽっこり、胸やお尻は下向きになり、スタイルが悪くなります。猫背の人は、実年齢より見た目年齢が老けて見えやすいといえるでしょう。さらに目線が下がると気持ちも下がりやすく、バランスが悪くなると転倒でケガをしやすく、臓器に負担がかかって病気になりやすいなど、デメリットがたくさんあるのです。

猫背とストレートネックの関係性は?

猫背だと首が前方向に負担を受け続けることになるため、スレートネックにつながりやすいのです。

正しい姿勢

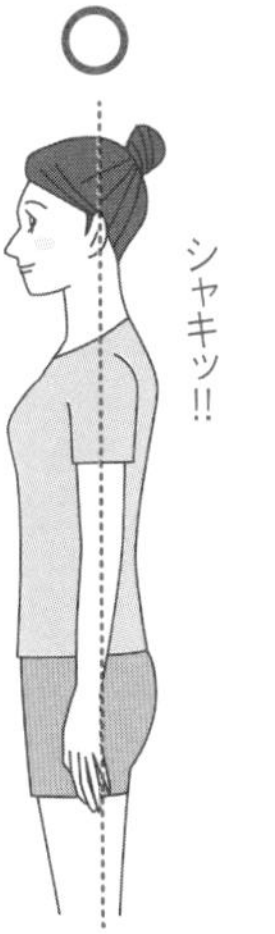

正しい姿勢（良い姿勢）は、足がまっすぐに伸び、骨盤に上半身が乗り、その上に頭が乗る、体が一直線になった姿勢です。この姿勢だと、全身の関節、筋肉の負担が少なくなります。

猫背の場合

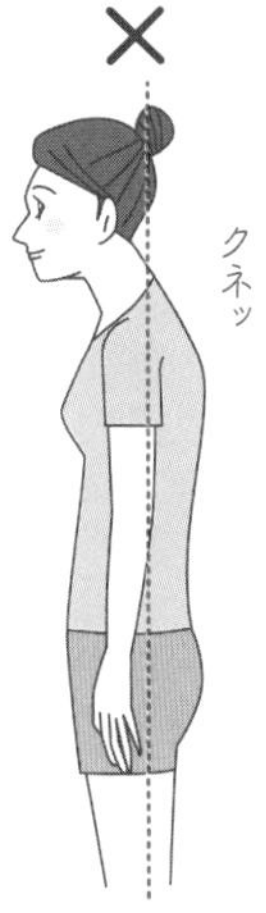

「猫背」は左の正しい姿勢から外れた状態で、猫のように背骨が丸くなってしまっている状態をいいます。（ただし、「猫背」は医学的に明確に定義されているものではありません）

毎日快適生活!

猫背の人はストレートネックになりやすい!

人の頭は体重のおよそ10%もの重さがあります。たとえば、体重50kgの人なら約5kg。ボウリングの球1つ分ほどの重さといえば、イメージしやすいかもしれません。

猫背になって背中が丸まると、重い頭を支えるために後頭部や首の筋肉に絶えず負担がかかり、ストレートネックになりやすい傾向があります。

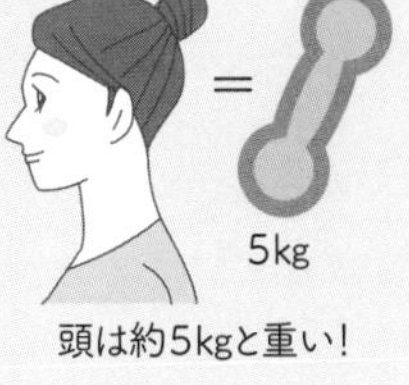

頭は約5kgと重い!

ストレートネックとは？

私たちが首をいろいろな方向に動かすことができるのは、頸椎の仕組みのおかげです。1番目と2番目の頸椎が特別な形をしているため頭を左右に大きく回旋することができます。3番目以下の骨はほぼ同じ形をしていますが、これらの間にある関節の動きによって首を前に曲げたり後ろに反らしたり、ねじったりできます。

関節の動きには、適切な隙間が必要です。ストレートネックになると、頸椎のクッション機能が働かなくなり、頸椎に多大な負荷がかかります。すると、**頸椎の関節と関節の隙間が縮まり、そこにある神経が圧迫され、不快な症状が出てきてしまう**のです。

たとえば、頸椎の上部（第1頸椎～第4頸椎）付近の神経が圧迫されると、頭痛やめまい、自律神経失調症などが現れやすくなり、頸椎の下部（第5頸椎～第7頸椎）付近の神経が圧迫されると、首・肩のこりや痛み、手・腕のしびれなどが現れやすくなります。

ストレートネックの状態を知ろう！

うつむいた姿勢が長く続くことで頸椎に大きな負担がかかると、頸椎のカーブが少なくなったり消失したりして、ストレートネックになります。

ストレートネックの状態

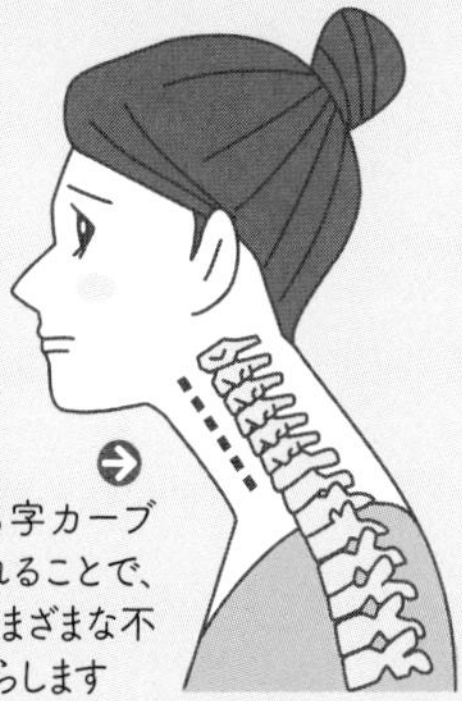

頸椎のS字カーブが失われることで、身体にさまざまな不調をもたらします

頸椎のカーブがなくなって、首に過度な負担がかかってしまいます。

正常な首のカーブ

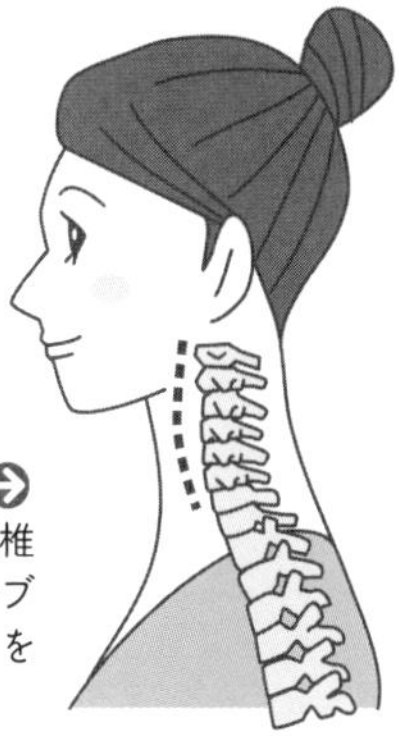

正常な首は、頸椎が緩やかなカーブ（S字カーブ）を描いています

頸椎のカーブによって首への負担が軽減されています。

ストレートネックになるとどうなる？

頭痛、首こり、肩こりなどの体の不調だけでなく、自律神経失調症やうつなど精神面にも影響を与える可能性があります。

主な症状

頭痛・めまい	うつ
眼精疲労・視力低下	手・腕のしびれ
首こり・肩こり	腰痛
自律神経失調症	ひざ痛　など

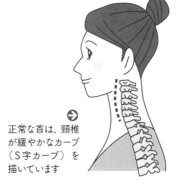

ストレートネックが増えている理由は？

ストレートネックの一番の原因は、日常生活の中での「よくない姿勢」にあります。生活習慣が原因で引き起こされている症状ということでは、「生活習慣病」のひとつといえるかもしれません。１日の多くの時間をスマホの操作に使う人が増えたほか、パソコンを使った長時間のデスクワークや姿勢が悪い座り方などもストレートネックの原因となります。**首を前に突き出した姿勢でいる時間が長くなると、頸椎に負担がかかり、本来の緩やかなカーブが失われ、ストレートネックになる人が急増しているのです。**

実際に、街を歩く人や電車内でスマホを見ている人などを観察してみてください。スーツを着たサラリーマン、流行のファッションに身を包んだ女性、制服姿の学生、ランドセルを背負った子どもなど、老若男女問わず、頭と首が前に突き出ている人が多いことに気づくでしょう。一見、姿勢がよさそうに見えても、ストレートネック予備軍の人もいます。

ストレートネックは「生活習慣病」だった？

増えている　ストレートネックの主な原因は？

生活に欠かせなくなっているスマホの使い過ぎや長時間にわたるパソコン作業などが主な原因です。そのときの「うつむき姿勢」が頸椎の生理的前弯を減らし、ストレートネックになってしまいます。

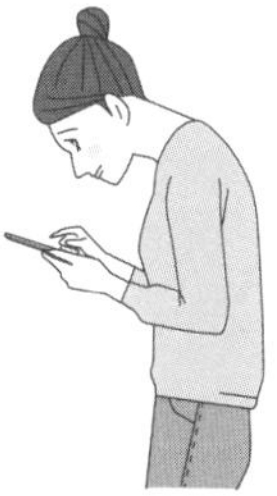

▲スマホの使い過ぎ

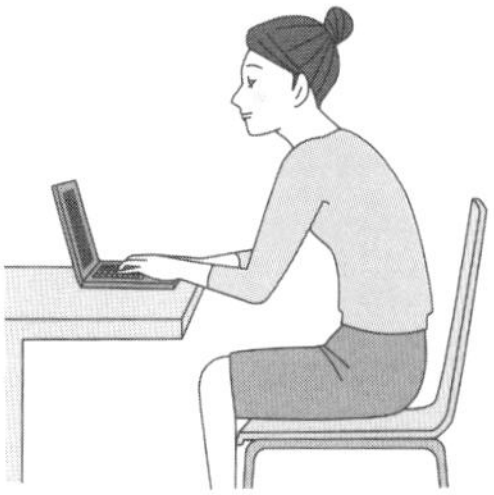

▲長時間のパソコン作業

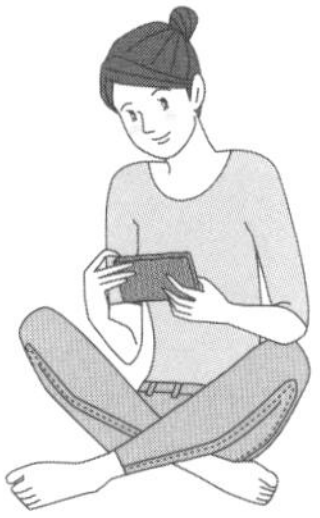

▲ゲーム機に熱中

MEMO

頭がふくらんで重くなっている人が多いのも原因

首や肩の周辺の緊張が強くなることで、頭が大きくなり、重くなっている人が近年増えています。**（45ページ参照）**

ストレートネックは「スマホ首」！

スマホは、インターネット、メール、ゲームなどをいつでもどこでも行うことができる便利なツールです。しかし、スマホを長時間使用することで、特に首への負担を増大させ、心身にさまざまな悪影響を与えます。このことは「スマホ首」とも呼ばれています。

ストレートネックと猫背の改善には良い姿勢を知ることが大切

首や肩への負担の少ない、良い姿勢には基準があります。それは、自然にまっすぐ立ったとき、耳の穴、肩の中央、骨盤、ひざ、くるぶしを結んだ線が一直線上にあることです。

また、理想的な姿勢を知るために、人が立ったときに横から見ると、まっすぐではないことを理解しておいてください。首の骨（頸椎）は少し前に反っていて、胸の骨（胸椎）は後ろに反り、腰の骨（腰椎）は前に反っています。つまり、背骨を横から見るとS字型のゆるやかな曲線を描いているのです。このような構造になっている理由は、重い頭を支えるために重さを分散させる必要があるからです。

ストレートネックや猫背で頭の位置が前に出ると、頭の重心も前に移動するため、良い姿勢が取れなくなってしまいます。側面から見た姿勢が前かがみだったり、逆に反らしすぎだったりすると、体に負担がかかるほか、スタイルも美しく見えません。

正しい姿勢を習慣づけよう！

常日頃から背筋を伸ばし、背骨のＳ字カーブを意識しながら、首や肩の筋肉をリラックスさせて正しい姿勢を保つように心がけましょう。

◎正しい姿勢

① 頭のてっぺんから糸でつられているイメージ。あごを引く

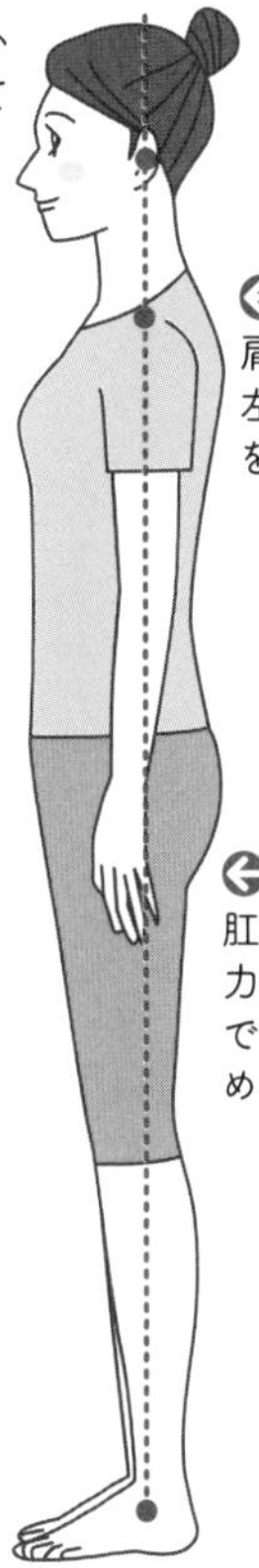

② 肩の力を抜き、左右の方の高さをそろえる

③ おへそのあたりに少し力を入れ、お腹を引っ込める

最優先！

④ 肛門にギュッと力を入れる感じでお尻を引き締める

⑤

●上の図のように、耳の穴→肩の中央→骨盤→ひざ→くるぶしを結んだ線が一直線上

×悪い姿勢

前かがみ　反らし過ぎ

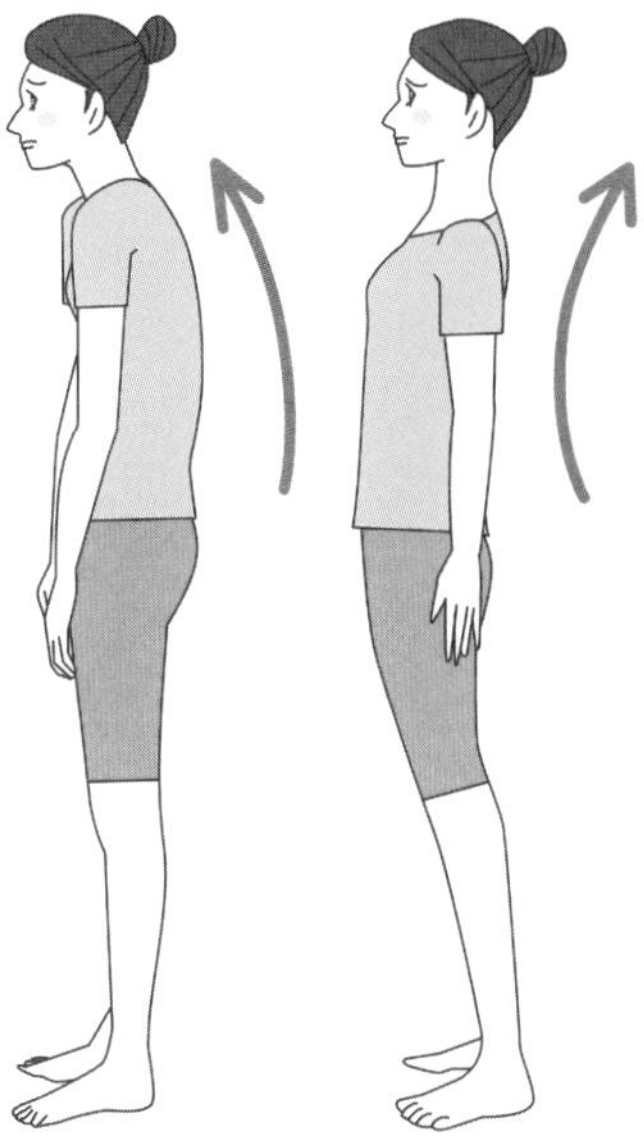

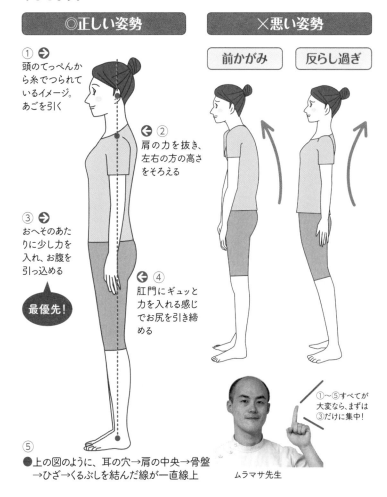

①〜⑤すべてが大変なら、まずは③だけに集中！

ムラマサ先生

◎セルフチェック［生活習慣］

あなたのストレートネック&猫背の度合いは？①

次ページの項目の中で、当てはまるものにチェックをつけてみてください。いくつ当てはまりましたか？　チェック数の合計であなたの首の状態がわかります。

●当てはまる項目が5個以下の人…今のところ、大きな問題はないようです。ただし、油断は禁物。うつむき姿勢など、首に負担をかけるような生活習慣には気をつけましょう。

●5～10個の人…まだ軽症ですが、ストレートネックや猫背の予備軍です。このまま首に負担をかけ続けていると、次第に症状が現れてくるかもしれません。今のうちに生活習慣を見直し、第3章で紹介するストレッチを実践するなどして予防しましょう。

●11個以上の人…すでにストレートネックや猫背の状態です。つらい症状を放置していると、さらに悪化してしまう可能性があります。早急に生活習慣を見直し、首や関連部位のケアを行うとともに、早めに信頼できる医療機関や専門家に相談しましょう。

こんな生活をしていませんか？

～あなたのストレートネック&猫背の危険度チェック～

□	人から姿勢の悪さを指摘されたことがある。
□	まっすぐ立ったとき、頭と首が前に出るのを自覚している。
□	1日にトータルで2時間以上、スマホ操作をしている。
□	1日にトータルで6時間以上座っている。
□	1日 30 分以下しか歩かない日が多い。
□	普段、ノートパソコンを愛用している。
□	ゲームに熱中してしまうことがある。
□	首を左右に向けると、違和感や痛みがある。
□	上を見ようとすると、違和感や痛みがある。
□	慢性的な首こりや肩こりがある。
□	こりがひどくなるとマッサージなどに行くが、なかなか改善しない。
□	目が疲れやすい。目の乾きを感じることがある。
□	頭痛やめまいなどを感じることがある。
□	肩、腕、手などに痛みやしびれを感じることがある。
□	仰向けで寝にくい。
□	高い枕を使わないと眠れない。
□	いつも同じ側でバッグなどを持っている。
□	座るとき、脚を組むクセがある。
□	入浴はシャワーで済ますことが多い。
□	いつも何かしら心身の不調を感じている。

★この20項目はストレートネックや猫背の人に共通する特徴的なものです。半分以上当てはまる人は、すでにストレートネックや猫背になっている危険が高いといえます。気になる症状がある場合、医療機関や専門家に相談することをおすすめします。

◎セルフチェック〔体の状態〕

あなたのストレートネック&猫背の度合いは？②

ストレートネックかどうかは、医療機関でX線（レントゲン）検査を受ければわかります。とはいえ、病院に行って検査を受けるのは敷居が高いと感じる人もいるでしょう。

そこで、自分でストレートネックかどうかを判断できる簡単な方法を紹介しておきます。

まず、壁を背にして立ち、「気をつけ」の姿勢をとりましょう。そして、かかと↓お尻↓肩甲骨↓後頭部の順に、壁にくっつけてみてください。かかと、お尻、肩甲骨、後頭部の4カ所が、特に意識しなくても自然と壁につけば、頸椎は正常な状態です。ところが、後頭部が意識しないと壁につかない場合は、ストレートネックや猫背の可能性が高いといえます。その程度によって、軽症か重症かも確認することができます。

また、横向きで寝るとき、背中や首を曲げた姿勢でないと横になれない人も、ストレートネックや猫背の可能性が高いといえるでしょう。

ストレートネックや猫背をチェックしてみよう！

壁に背を向けて立ち、「かかと」「お尻」「肩甲骨」「後頭部」の順番で壁にくっつけて、下記の項目をチェックしてください。

正常な人

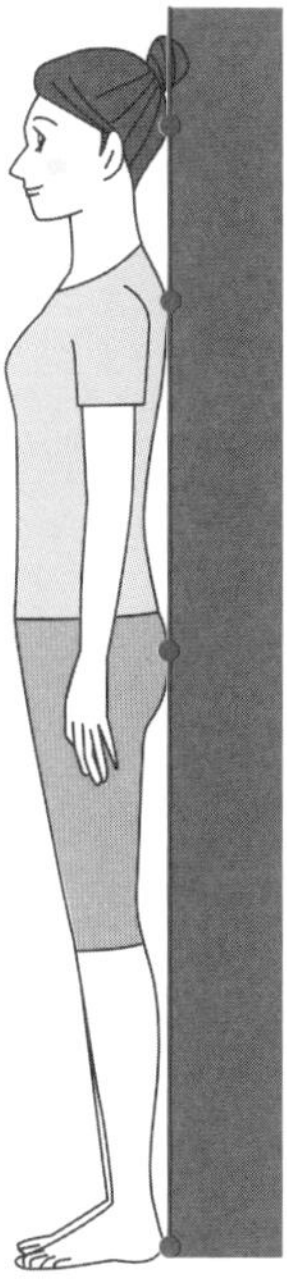

CHECK!

意識しなくても、自然と後頭部も壁についている。

→正常

ストレートネック・猫背の人

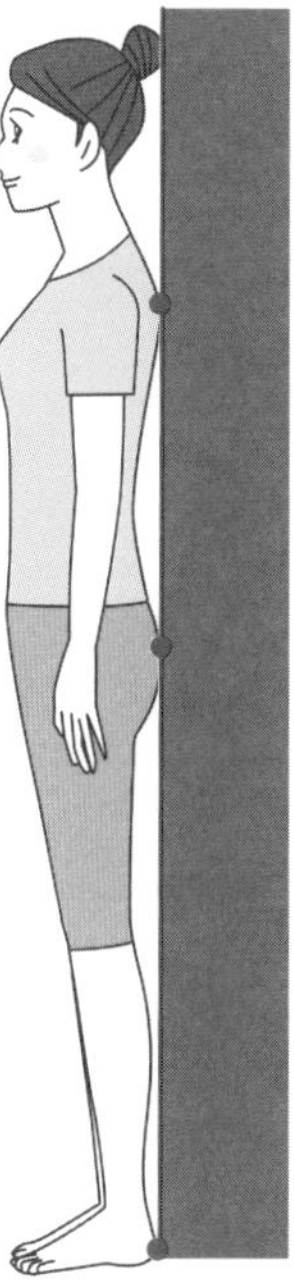

CHECK!

かすかに後頭部が浮いているが、少し意識すれば壁につく。

→予備軍

（顕著な短頭・長頭の方は除く）

CHECK!

後頭部が壁から離れているが、頑張って意識すれば何とかつく。

→可能性が高い

CHECK!

後頭部が壁から離れすぎていて、どんなに頑張っても壁につかない。

→重度の可能性が高い

CHECK!

横になって寝た状態でもわかりやすい！

パートナーを用意し、横向きで寝た姿勢を上から見てもらうと、ストレートネックや猫背かどうかを確認することができます。

（116 ～ 117ページ参照）

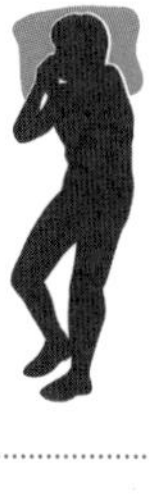

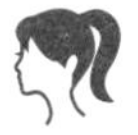

いま、「スマホ首」があぶない！

ストレートネックは、スマホが大きく関わっていることは前にも述べました。スマホを操作するときは、自然とうつむく姿勢になりやすく、首に大きな負担がかかるためです。

しかし、近年のスマホの世帯普及率（左ページ図）は総務省の調査（通信利用動向調査）によると、80％以上に上っています。また、年代別では約9割の若者が所有しているほか、6～12歳でも35％、60代でも半数以上の人がスマホを所有しています。

今ではスマホは日常生活に欠かせないものとなり、これがなければ私たちの生活が成り立たないほどです。しかし、スマホが普及するにつれ、スマホがないと不安を感じてしまう「スマホ依存症」や「寝る前スマホ」が招く不眠など、さまざまな健康被害も起こってきています。「スマホ首」と呼ばれるストレートネックもそのひとつ。もはや新たな国民病ということができます。

スマホの世帯普及率は今や約8割！

スマホの個人保有率は多くの世代で増加傾向にあり、特に若者は約9割が利用しています。子どものうちからスマホを持つことに対しては、不安視する声も多いようですが…。

スマホの世帯普及率

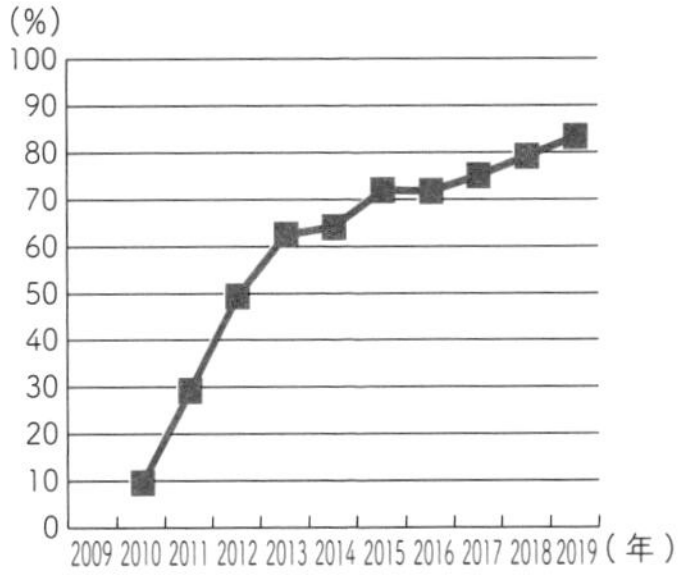

年代別スマホ普及率

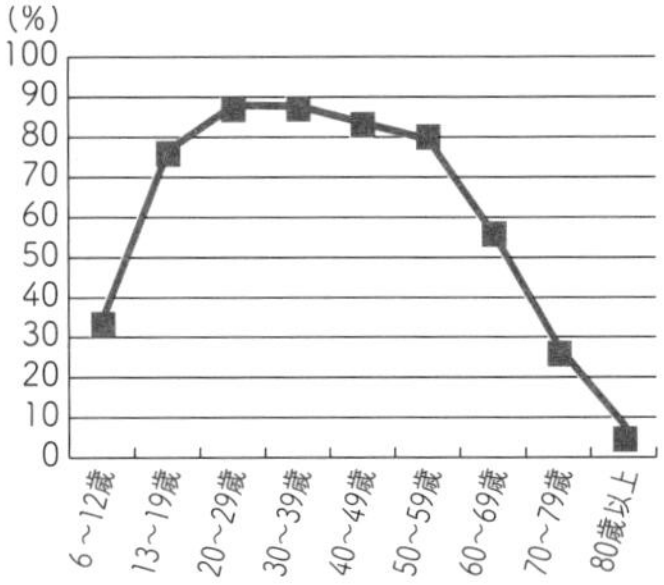

総務省「通信利用動向調査」(2019年)より

★電車の中ではほとんどの人がスマホを見ている印象…

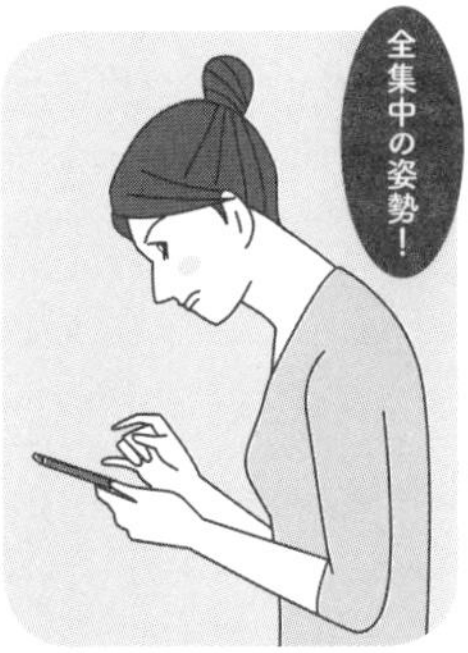

電車に乗ると、乗客のほとんどがスマホを触っている光景が見られます。ニュースの閲覧、LINEのやりとり、ゲームなど、スマホでしていることは人それぞれのようです。

ストレートネック・猫背の主な原因はスマホ操作時の姿勢にあり！

「スマホ首」は現代の新・国民病！

あなたは大丈夫？スマホを見るときの姿勢に注意しよう！

多くの場合、スマホを持つ手は体の前方下にくるでしょう。そのため、画面を見ようとすると、自然と頭部が肩よりも前に突き出した姿勢になります。この姿勢を長く続けていると、頭の重みで首の周辺には相当な負担がかかり、次第に頸椎がまっすぐになり、周辺の筋肉も硬直してストレートネックになってしまうのです。

首の骨が正常な状態なら血液はスムーズに流れますが、ストレートネックの状態だと、筋肉の不快な緊張が慢性的に発生し、血液の流れが悪化します。その結果、重度の首や肩のこり、冷え、イライラ、不眠など、さまざまな不調が発生します。

パソコンを使うときも、無意識のうちにモニター画面を覗き込んでしまい、前かがみの姿勢になりがちです。すると、スマホの操作と同じく首に負担をかけるほか、背骨や骨盤の歪み・つらい慢性腰痛などの原因にもなるため、注意が必要です。

スマホを操作するときの正しい姿勢は？

スマホの画面は目の高さに近づけ、あごを引いた状態でまっすぐ見られるようにします。目の疲れを軽減させるため、スマホは顔から30㎝ほど離しましょう。

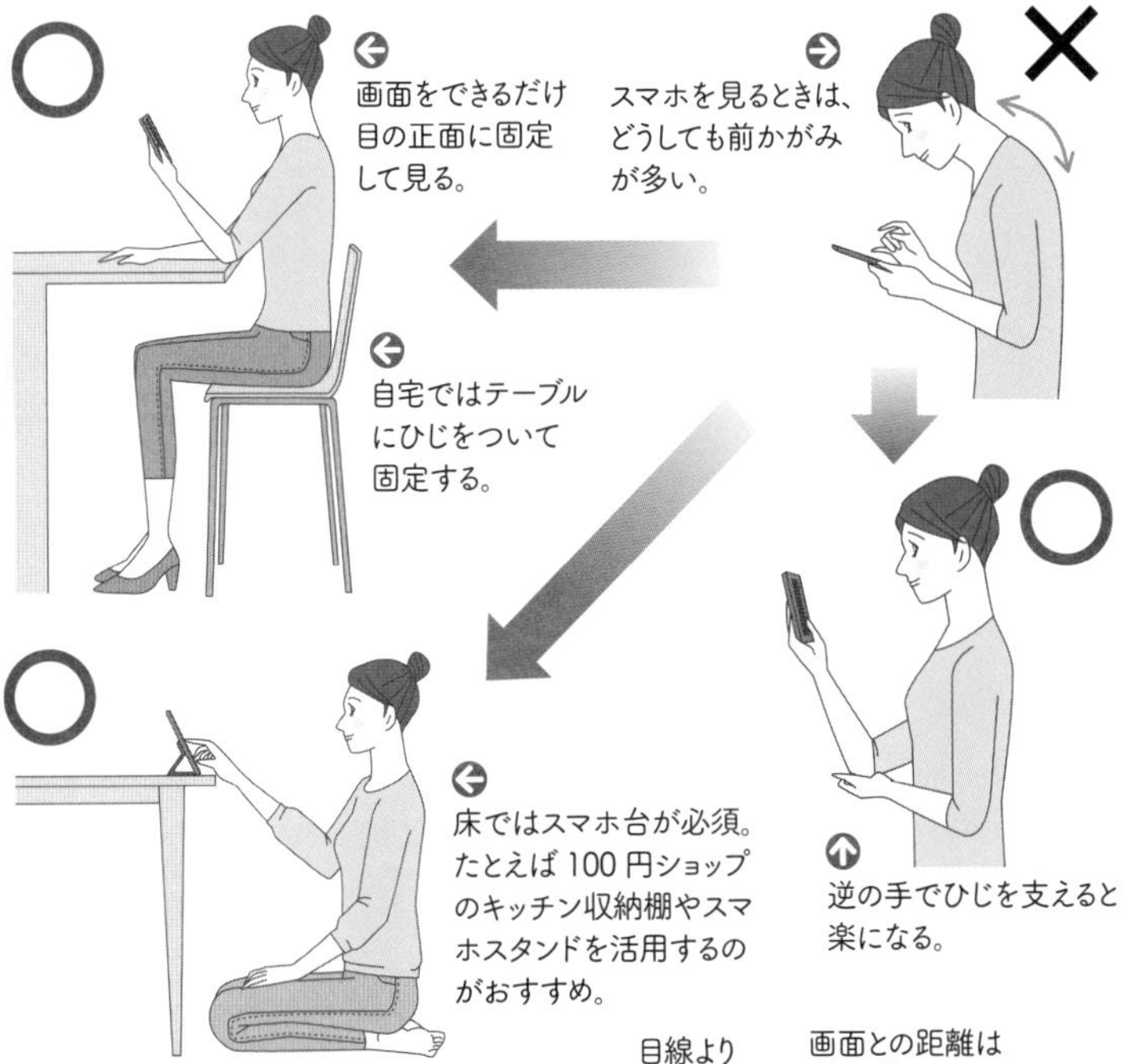
○
画面をできるだけ目の正面に固定して見る。
スマホを見るときは、どうしても前かがみが多い。
×
自宅ではテーブルにひじをついて固定する。
○
○
床ではスマホ台が必須。たとえば100円ショップのキッチン収納棚やスマホスタンドを活用するのがおすすめ。

逆の手でひじを支えると楽になる。

パソコンを使うときの姿勢は？

適切な姿勢で作業できるように机や椅子の高さ、ディスプレイの角度などを調整します。前かがみにならないよう、ノートパソコンやモニターを箱の上に置いて位置を高くする方法が大変おすすめです。※135ページ参照

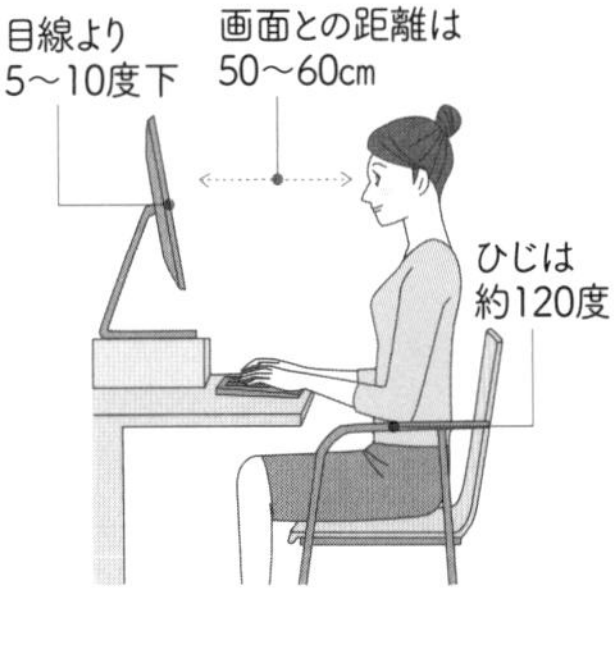
目線より5～10度下
画面との距離は50～60cm
ひじは約120度

Column＊01

子どもたちの将来のために「正しい姿勢・小休止・ストレッチ」を合言葉に

最近はスマホやゲーム機、タブレットなどが普及し、子どもたちが電子機器に触れる機会も増えています。スマホやゲームに熱中していると、姿勢が悪くなりやすく、その影響で首・肩こり、頭痛といった症状が子どもたちにも見られます。

子どもの健康を守るために、電子機器を使うときはもちろん、読書や勉強をするときも、正しい姿勢で行うことを指導しましょう。そして30分に一度くらいは「小休止」「ストレッチの1分間」を取るように習慣づけてあげてください。本書で紹介している1分間ストレッチは、子どもたちにも有効です。

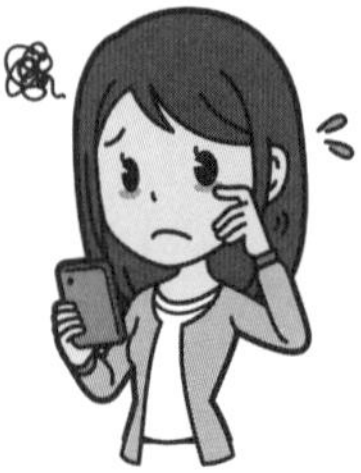

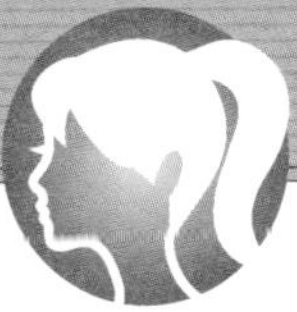

第2章

ストレートネックと猫背の怖い症状

ストレートネックや猫背は、姿勢が悪くなるだけでなく、首やその周りの筋肉、肩や背中、頭にも悪影響を及ぼす怖い症状です。深刻な頸椎症へと進行してしまうこともあり、決して甘くみてはいけません。

ストレートネック・猫背は重い頸椎症へつながる

ストレートネックや猫背は、多種多様な不調の元凶です。首を前方へ突き出す、うつむく、前かがみになるといった姿勢も、短時間なら症状は起こりにくいです。しかし、無意識に長時間・習慣的にこのような姿勢をとり続けると、筋肉や血管、神経に負荷がかかり**細胞障害が起きてストレートネックや猫背になり、症状が出ることになります。**

よくない姿勢による負荷に対し、体はまず肩甲挙筋《けんこうきょきん》や僧帽筋《そうぼうきん》など首から肩にかけての筋肉の力でなんとか対抗しようとします。しかし、悪い姿勢が習慣になっていると、それらの筋肉は常に緊張しっぱなしになり、疲労も蓄積してしまいます。

その結果として現れるのが、**首や肩のコリ・ハリ・痛みといったトラブル**です。さらに、早めの段階で適切なケアをしないまま放置すると、やがて軽度の筋肉疲労といった範囲を超えて頸椎にまで影響が及び、**頸椎症・頸髄症**につながってしまうのです。

◎頸椎症・頸髄症にならないよう早めの対処が大切

頸椎症とは、頸椎の内部を通っている脊髄や神経が圧迫され、首や肩、腕などの痛みや手足のしびれなどの症状が出てしまう頸椎の病気です。背骨の一部である頸椎は、胸椎、腰椎、仙骨と1本のラインでつながって動いています。ところが、よくない姿勢でいることが多いと頸椎は柔軟性を失い、過剰な負荷を逃がせずにダメージが蓄積します。頸椎に異常をきたしていると、マッサージなどを受けて筋肉をほぐしても、効果は期待できません。加えて、頭の重みと重力によって、頸椎の骨と骨の間のスペースが狭まってくると、頸椎の動きに制限が出て、首が思うように回らないというようなことも起きてきます。

「頸髄症」まで進行すると、手足に力が入りにくい、箸が持ちづらいなどの症状が現われ、整形外科など病院での治療が必要です。歩行や排尿の障害など生活に支障をきたすまで重症化した場合、手術も検討されます。そうならないよう早めに対処しましょう。

ストレートネック&猫背が進行しやすい人の特徴

ストレートネックや猫背になりやすく、進行しやすいのはどのような人でしょうか。まず、一番に挙げられるのは、頭が前方に出た「姿勢の悪い人」です。特にうつむいた姿勢は、頭が前方へ約2・5㎝出るだけで頸椎の負荷が2倍になるという研究結果が出ています。

次に、気をつけなければならないのは「女性と子ども」です。女性と子どもは男性より関節がやわらかく、その分、骨格にクセがつきやすいのです。また、首から肩にかけての筋肉量が少ないことも原因のひとつ。ただし、男性は異常を感じたときには、かなり状態が悪くなっていることが多いので要注意です。また、肩の傾斜が強い「なで肩」の人は、腕と手の重みが肩にかかりやすいため、ストレートネックや猫背になりやすいようです。

日本人はもともと畳に直接座る文化によって猫背になりやすく、欧米人に比べて筋肉量が少ないことなどから、ストレートネックの人が多いともいわれています。

あなたの頭と首は前に突き出ていませんか?

長時間にわたって、うつむいた姿勢をとっていると、頸椎にどのくらいの負荷がかかるか考えてみましょう。

★頭は前傾するごとに、どんどん重くなる

正常な姿勢の場合に比べ頭が前方へ約2.5cm出るだけで、頸椎には2倍の負荷がかかるとされています。5kgの頭の人なら、約10kgもの負担が頸椎にかかるわけです。そして、さらに首が前に傾くほど、頸椎にかかる負担は倍増していきます。

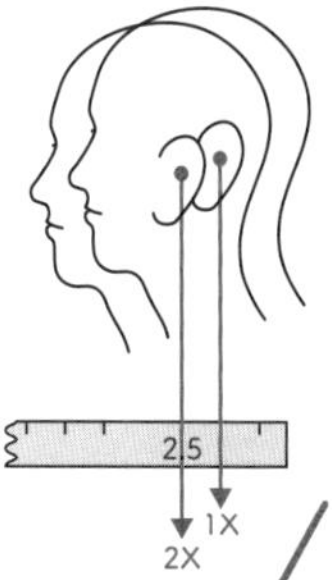
2.5
1X
2X

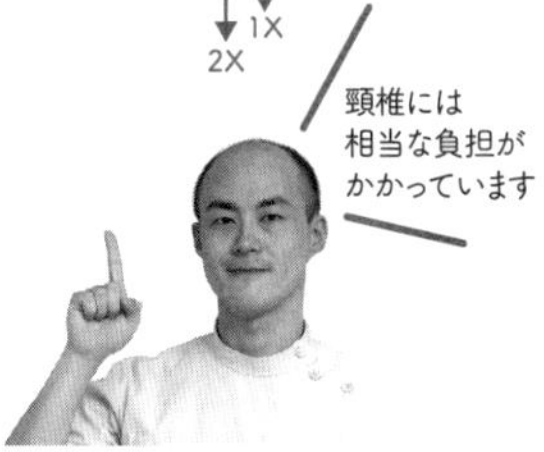
頸椎には
相当な負担が
かかっています

姿勢の悪さは大敵!

生まれもった脊椎のカーブを失わせるのは“悪い姿勢”です。特に、頭を前に突き出した姿勢は、正しい姿勢を保つための大敵といえます。

女性と子どもはストレートネックになりやすい

関節がやわらかく筋肉量の少ない女性と子どもは、骨格にクセがつきやすく、首や肩周辺を支える力が弱いので注意が必要です。

なで肩の人も要注意!?

肩や鎖骨のラインが下がっていると、首や肩甲骨のあたりに腕の重みがかかります。両肩の位置が高めになるよう意識しましょう。

ストレートネック・猫背がもたらすカラダの不調

スマホの操作やパソコン作業、ゲームプレイ、車の運転など、現代の生活は姿勢が悪くなるものばかりで、ストレートネックや猫背になる要因があふれています。ストレートネックや猫背を「姿勢が悪いだけ」と甘くみていると、首・肩のこりをはじめ、全身に及ぶさまざまな不調の原因となっている可能性があるので注意が必要です。

ストレートネックや猫背がクセになるのは、背筋を伸ばした姿勢を保つよりも楽に感じるからという理由もあります。いつも崩した姿勢を続けていると、脳も「これが自然だ」と間違って認識し、クセになってしまうのです。しかし、実際には首や肩周りの筋肉に、より大きな負担がかかります。楽な姿勢をとろうとして、ストレートネックや猫背がさらに進行する悪循環に陥ってしまいます。首の骨沿いには多くの神経が集中しているため、神経が圧迫されて、さまざまな体調不良がもたらされます。

ストレートネック＝頭の重みがじかに頸椎にかかる状態

頸部がまっすぐになると、頭の重さが首や肩周りへダイレクトにかかるようになります。そのままにしていると、いつしか深刻な症状に発展しかねません。

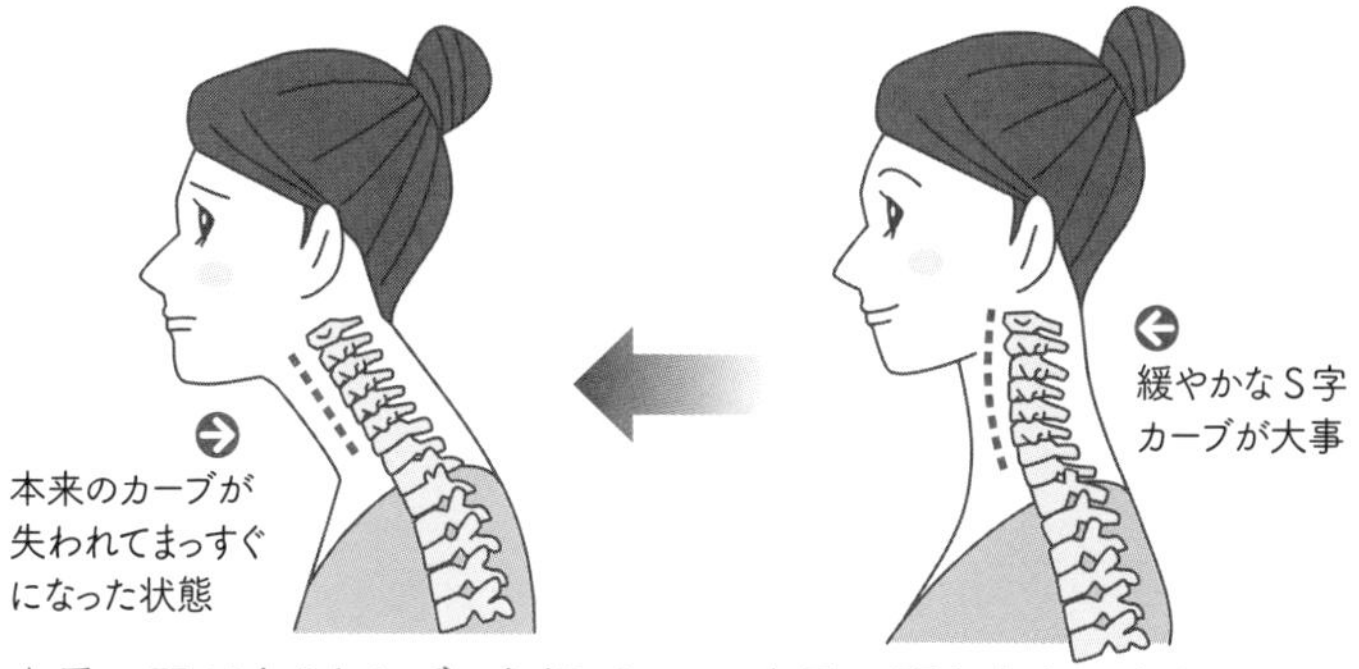
本来のカーブが失われてまっすぐになった状態
緩やかなS字カーブが大事

★重い頭が支えきれず、負担がかかっている！

★重い頭を真上に支えている！

やがてカラダの不調になって現れる

▶ 首こり、肩こり…

長時間、前傾姿勢のまま作業をしていると、首や肩、背中の筋肉が硬くなって血流が悪くなり、慢性的な首こりや肩こりが発生しやすくなります。

▶ 吐き気、胸やけ、胃の痛み…

長時間、前傾姿勢を続けていると、内臓や消化器系の神経が圧迫されて、吐き気や胸やけ、胃痛などを引き起こすことがあります。

▶ 手や腕のしびれ、ヘルニア…

手や腕につながる神経が圧迫され、しびれが出ることがあります。症状が進行すると、頸椎と頸椎の間にある椎間板が飛び出し、頸椎椎間板ヘルニアになるケースも。

▶ めまい、冷え、イライラ、不眠…

頸椎の周りには自律神経が通っているため、自律神経失調症にみられるような症状が現れることがあります。不調は精神面にも及びます。

頸椎症のおそろしさを知ろう

頸椎症とは、頸椎構造に変性が生じ、頸椎を通る神経が圧迫されることで頸部から肩、背中周囲の痛みが生じたり、可動域が狭くなったり、腕や手指がしびれたりと、さまざまな症状が引き起こされる病気です。

頸椎症は加齢が原因となることが多いですが、スマホやパソコンなどを使う時間が増えている現代では、日頃の悪い姿勢によって生じたストレートネックや猫背が原因となるケースが増えています。

頸椎症が怖いのは、**気づかないうちに進行していることがあるところです**。人の頭は5～6 kgもの重さがありますが、その重さを意識することは少ないでしょう。それは、首は重さを感じにくく、悪い姿勢を続けて負担をかけても耐えられてしまうからです。そのため、正しい姿勢を保つように意識する必要があります。

ストレートネック・猫背を放っておくと頸椎症が悪化

ストレートネックや猫背のような姿勢をとり続けていると、頸椎の椎節に物理的なストレスがかかって頸椎椎間関節の軟骨がすり減りやすくなり、頸椎症へと進行してしまいます。

頸椎症とは?

頸椎の中を通る神経が圧迫されて手足の動きが悪くなったり、脊髄から左右に枝分かれする神経（神経根）が圧迫されて手のしびれや痛み、麻痺が生じたりする病気です。

横から見た背骨の断面図

背骨は、頭と骨盤との間に24個の骨が連なってできています。

頸髄症に進行すると…

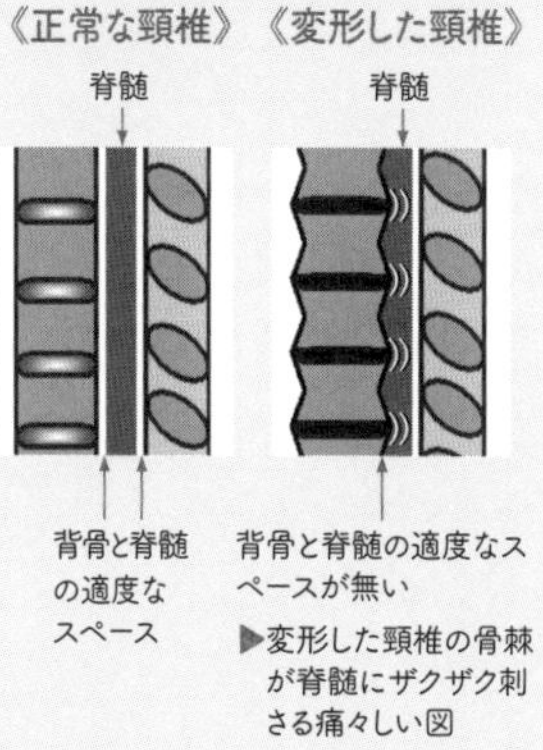
《正常な頸椎》
《変形した頸椎》
脊髄
脊髄
背骨と脊髄の適度なスペース
背骨と脊髄の適度なスペースが無い
▶変形した頸椎の骨棘が脊髄にザクザク刺さる痛々しい図

頸髄症の場合、椎間板の突出や変形などで脊髄が圧迫され、変形してしまいます。

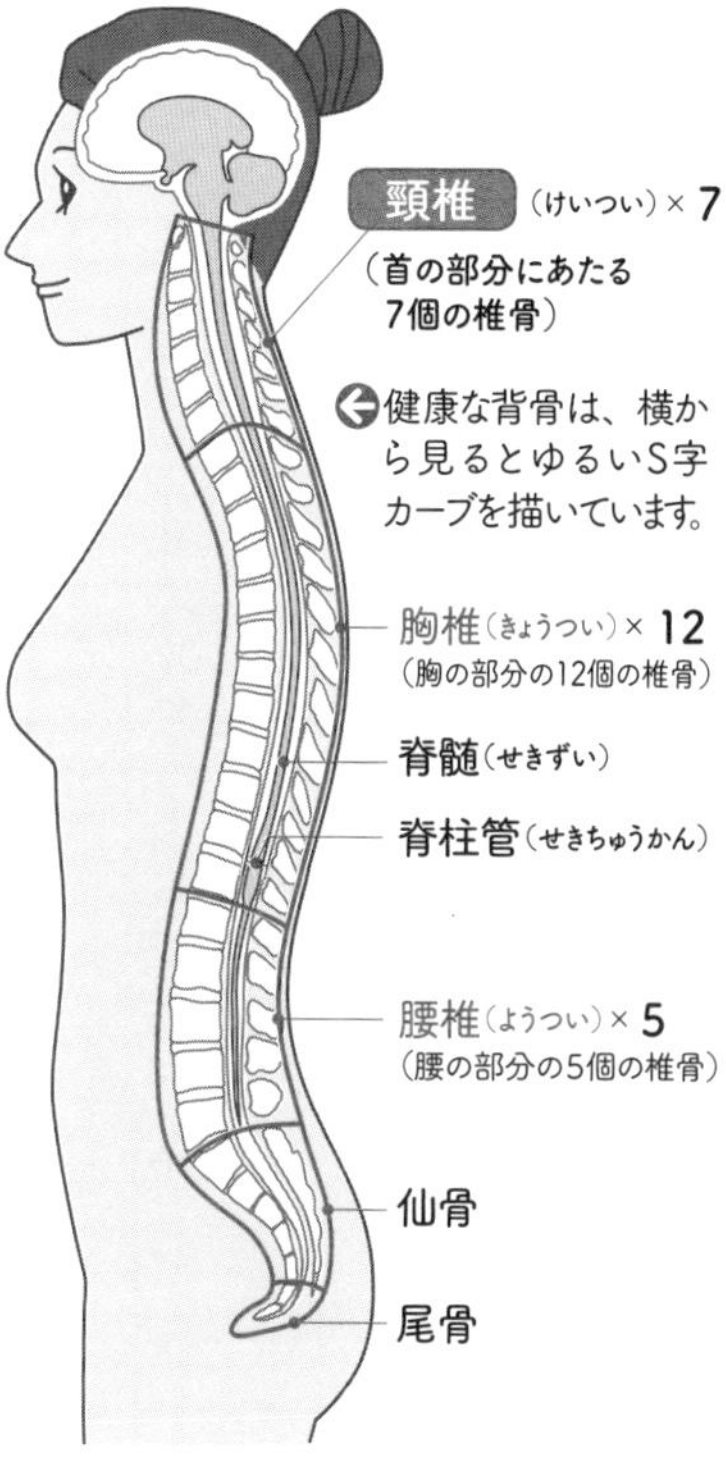
頸椎（けいつい）×7
（首の部分にあたる7個の椎骨）
健康な背骨は、横から見るとゆるいS字カーブを描いています。
胸椎（きょうつい）×12
（胸の部分の12個の椎骨）
脊髄（せきずい）
脊柱管（せきちゅうかん）
腰椎（ようつい）×5
（腰の部分の5個の椎骨）
仙骨
尾骨

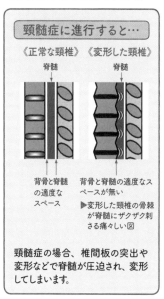

徐々に進行していくストレートネックや猫背の症状

スマホやパソコンが手放せない現代社会においては、首や肩に何の異常もない人のほうが少ないでしょう。大半の人にストレートネックや猫背の症状が見られますが、それには段階があります。無症状や軽症から重症まで、さまざまな症状が現れるものの、それらは基本的に同じメカニズムから生じているということです。

自覚症状はなくても首や肩周辺の緊張が現れ、首の動きが悪くなり始めた状態はストレートネック予備軍として「ステージ０」。次に、痛みはなくても、首や肩にこりを感じている状態は「ステージ１」。さらに、首や肩に痛みを感じている状態は「ステージ２」。腕の痛みやしびれを感じる状態を「ステージ３」。神経障害が進んだ状態を「ステージ４」として、重症度を表す目安としました。低いステージでも放置すればストレートネックや猫背が進行してしまう可能性がありますので、予防のためにストレッチなどをしましょう。

あなたの首こり・肩こりは「何点」ですか?

なんとなく「肩がこっている」「首が痛い」まま過ごしていると、忙しさにかまけて放置してしまい、悪化しがちなので要注意!「今の自分の首って何点かな?」と日頃から意識しましょう。

〔健康・正常〕
100点満点

※点数の目安です
赤い線を越えると、急に治りにくくなります。

軽症
すぐに治りやすい

〔ステージ0〕
100〜80点

◎予備軍
自覚のないこりが現れ、首の動きが悪くなり始めている状態

〔ステージ1〕
80〜60点

◎首・肩のこりを自覚
首こりや肩こりを自覚している状態

重症
大変治りにくい。時間と手間がかかる

〔ステージ2〕
60〜40点

◎首・肩の痛みを自覚
首や肩に慢性的な痛みを感じる状態。自律神経障害を伴うことも

〔ステージ3〕
40〜20点

◎腕の痛み・しびれを自覚
神経が圧迫され神経障害が出始めている頚椎症の可能性

〔ステージ4〕
20点〜

◎手足のまひ・歩行困難を自覚
頚椎症がひどくなり、さらに全身の脊髄障害に至った頚髄症の状態

▶ できるだけ早めに予防・対処を

痛みはなくても首や肩にこりを感じている場合、ステージ1に該当します。ステージ2でも重症で、細胞の劣化・骨の変形が始まる可能性があります。第3章で紹介する1分間ストレッチを行ったり、第5章で紹介する日常生活で注意するポイントを参考にして、早めの対処を。ステージ3・4の場合は、すぐに医療機関に相談してください。

背骨や頸椎とカラダの仕組みを知ろう

背骨（脊椎）は椎骨という小さな骨が連なり、上半身の大黒柱となっています。その中の首の部分にあたる7個の椎骨が頸椎、胸の部分の12個が胸椎、腰の部分の5個が腰椎です。椎骨と椎骨の間には椎間板というクッションのような働きをする組織があり、背骨を前後左右に動かすことができます。また、一つひとつの椎骨はバラバラにならないよう、靭帯という繊維によって結びつけられています。

健康な背骨は、横から見るとゆるいS字のカーブを描いています。頸椎はやや前方に、胸椎はやや後方に、腰椎はやや前方に向かって弯曲しています。このS字カーブのおかげで、歩いたり走ったりジャンプしたときに背骨にかかる衝撃が軽減されます。また、S字を描くことで頭の重さによる圧力を分散させています。そのため、元来のカーブが日頃の悪い姿勢や加齢で失われると、背骨への負担が増して不調につながってしまうのです。

カラダの中の「背骨」の役割は？

背骨は頭のほうから順に、7個の頸椎、12個の胸椎、5個の腰椎が連なり、一番下に仙骨・尾骨があります。背骨の役割は「体を支える」「体を動かす」「神経を保護する」の 3つです。

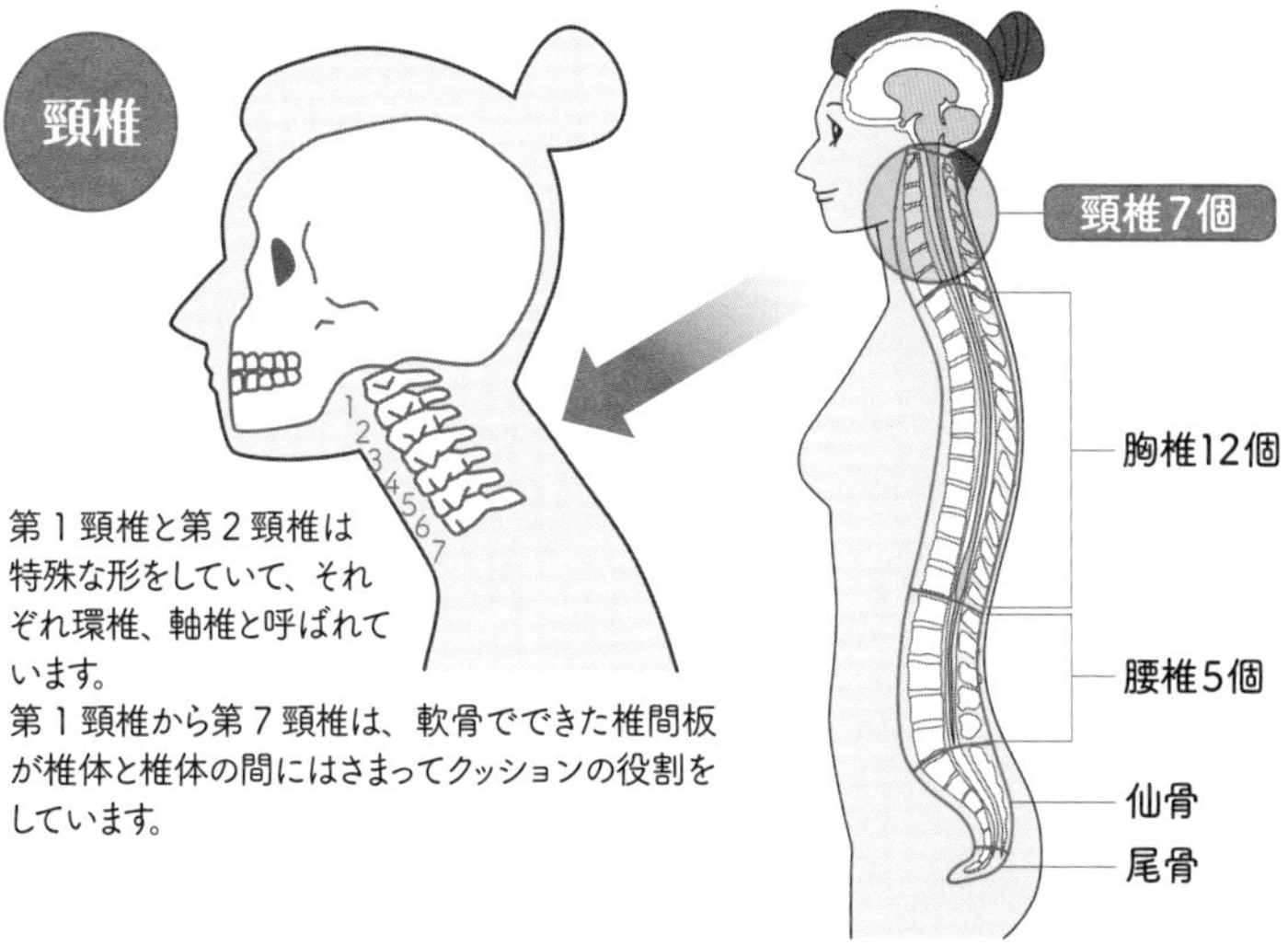
頸椎
1
2
3
4
5
6
7
頸椎7個
胸椎12個
腰椎5個
仙骨
尾骨

第１頸椎と第２頸椎は特殊な形をしていて、それぞれ環椎、軸椎と呼ばれています。

第１頸椎から第７頸椎は、軟骨でできた椎間板が椎体と椎体の間にはさまってクッションの役割をしています。

圧迫される場所によって症状も違う！

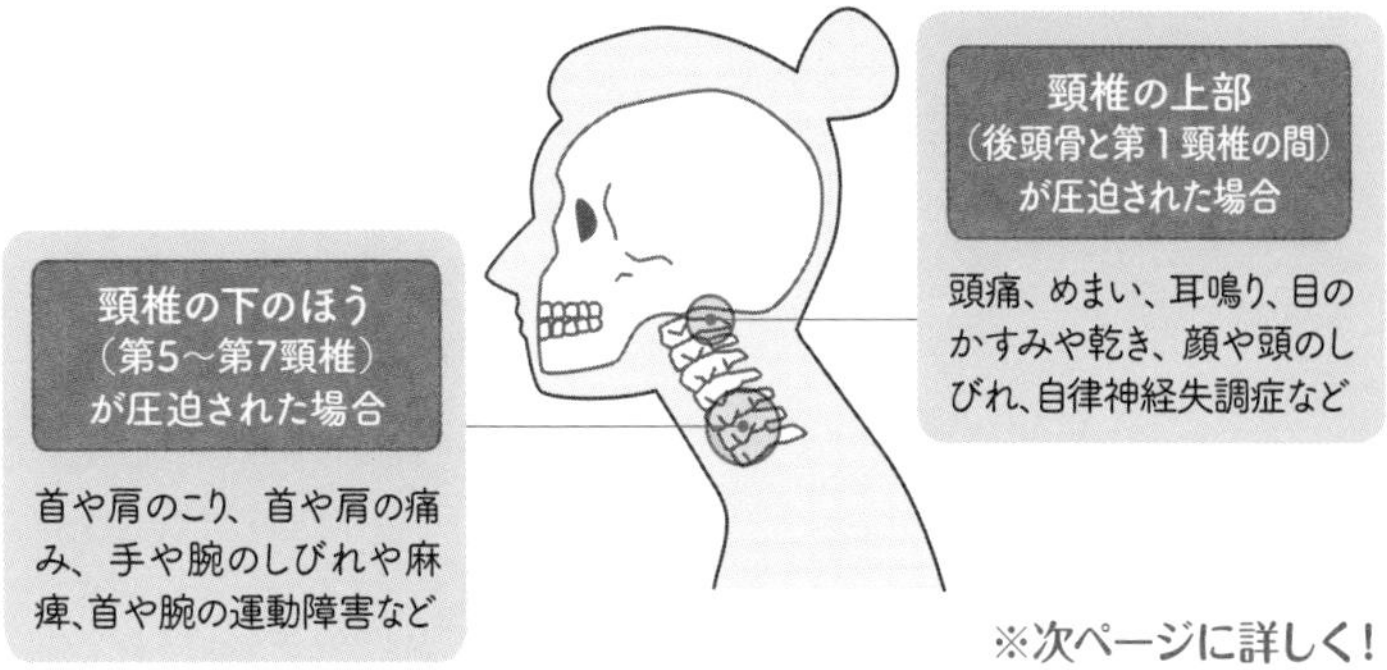
頸椎の上部
（後頭骨と第１頸椎の間）
が圧迫された場合
頭痛、めまい、耳鳴り、目のかすみや乾き、顔や頭のしびれ、自律神経失調症など
頸椎の下のほう
（第5～第7頸椎）
が圧迫された場合
首や肩のこり、首や肩の痛み、手や腕のしびれや麻痺、首や腕の運動障害など

※次ページに詳しく！

ストレートネック＆猫背と頭痛やめまいの関係

頸椎の負担がかかる位置によって、現れる症状が異なることは、前にもご説明しました。頸椎の上部に負担がかかると、頭痛やめまい、耳鳴りといった症状が現れやすくなります。これは頭の重みによって、頭蓋骨の一番下にある後頭骨と、頸椎の一番上の骨である第1頸椎の間が狭くなってくるためです。この境目の部分には、とても多くの神経が通っていて、この部分の隙間が狭くなると、神経が圧迫されてさまざまな不調が現れるわけです。**頭部を中心とした症状が現れるのは、首から上の頭や顔に向かう神経が圧迫されているた**めで、ほかにも目のかすみ、顔のしびれなどがみられることもあります。

また、後頭骨と第1頸椎の間には多くの自律神経が通っていて、これらが圧迫されることで自律神経に支障をきたすことも少なくありません。吐き気、息苦しさ、冷え、多汗といったトラブルや、イライラや不眠、うつ状態など精神面の症状が現れることもあります。

頸椎の上部が圧迫されると自律神経に影響

頸椎の上部に負担がかかっていると、頭痛やめまい、耳鳴り、目のかすみ、顔のしびれなど頭部を中心とした不定愁訴が現れやすくなります。

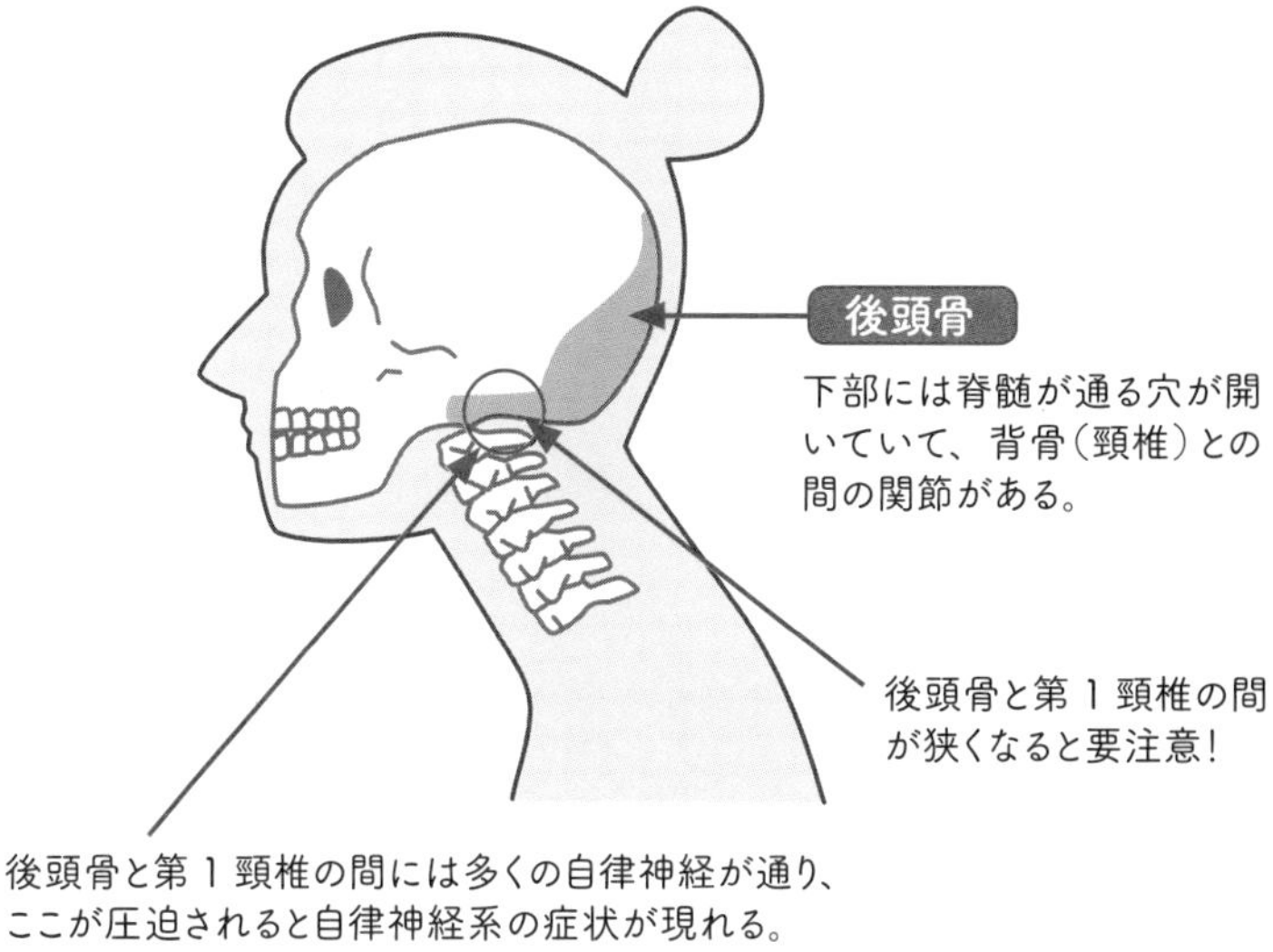
後頭骨
下部には脊髄が通る穴が開いていて、背骨（頸椎）との間の関節がある。
後頭骨と第１頸椎の間が狭くなると要注意！
後頭骨と第１頸椎の間には多くの自律神経が通り、ここが圧迫されると自律神経系の症状が現れる。

★ムラマサ先生のひとこと解説★

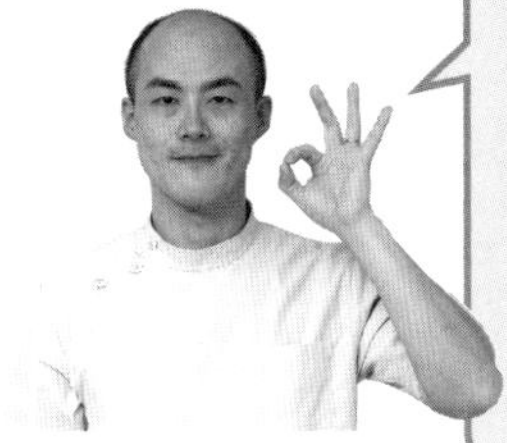

頸椎の上部は広いエリアを支配している！

ストレートネックや猫背で頸椎の上のほうに負担がかかると、ここに密集している神経が圧迫されます。これらの神経は頭の後ろ側や耳、目など幅広いエリアを支配しているため、圧迫されると頭痛が起きたり、耳鳴りがしたり、目がかすんだりします。１分間ストレッチでほぐしましょう！

頸椎と首痛、肩痛、しびれの関係は？

ストレートネックや猫背になってしまうと、頭を支える首の負担が大きくなり、首や肩周りの筋肉に緊張がみられるようになります。筋肉が緊張することで、筋肉を走る血管が圧迫されて血行不良を起こすと、首や肩のこりや痛みといった不調につながります。さらに、ストレートネックや猫背がひどくなり、神経に障害が発生すると、腕にもしびれや痛みが出てきたり、脱力が起こったりすることがあります。また、悪化すると、頸椎と頸椎の間にある椎間板が本来の位置より突き出してしまい、頸椎椎間板ヘルニアになってしまうケースも少なくありません。

ただし、首や肩の不調の原因は、内臓の病気や高血圧、眼精疲労や耳鼻科関連の病気によるもの、心因性のストレスなどさまざまです。すべてストレートネックや猫背とは言い切れません。特に神経症状がある場合は、早めに病院で受診しましょう。

頸椎の下部が圧迫されると痛みやしびれにつながる

頸椎の下部に負担がかかると、首や肩のこりや痛み、手や腕のしびれなどの症状が現れる可能性があります。ストレートネックが解消され、本来のカーブが戻れば改善できます。

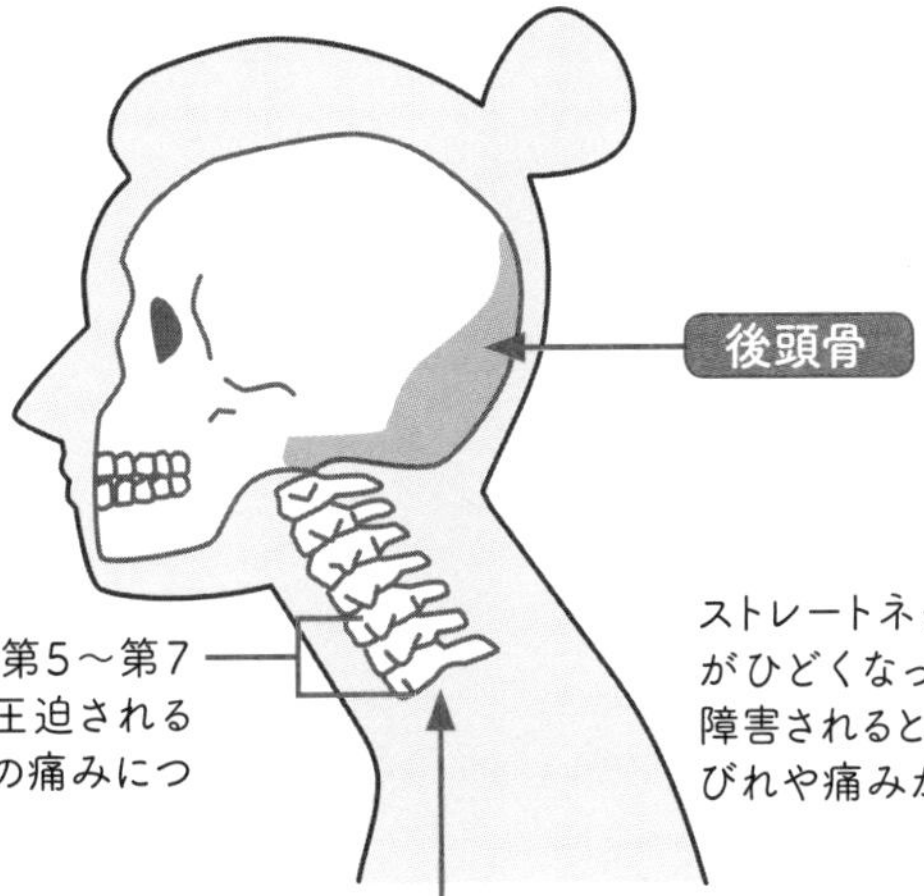
後頭骨
頸椎の下部の第5～第7頸椎あたりが圧迫されると、首や肩、手の痛みにつながる。
ストレートネックや猫背がひどくなって神経が障害されると、腕にもしびれや痛みが!
ストレートネックが解消して、本来のカーブが戻ってくれば改善できる!

★ムラマサ先生のひとこと解説★

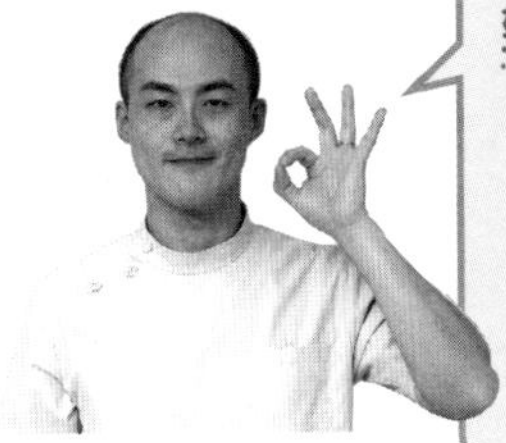

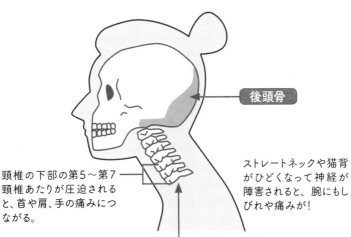

頸椎のカーブを取り戻せば症状も改善できる!

ストレートネックや猫背によって引き起こされる首や肩周辺の不調は、首周りに大きな負担をかけ続けていることで引き起こされているため、そのままだと症状が徐々に進行し、深刻化していきます。逆に、ストレートネックが解消され、自然なカーブが戻ればこりや痛みなどの症状も改善へと向かいます。

姿勢が悪いと頭や肋骨・胴回りが大きくなる!?

姿勢が悪い人の多くに、頭と体の循環の停滞から顔・頭がふくらむ傾向が見られます。きっと、昔に比べて顔が大きくなった人は多いのではないでしょうか。循環の滞りから、瞼《まぶた》やあごがむくみ、頬骨が張り出し、頬が垂れるといった美容的な衰えにつながってしまうことがあります。また、自律神経への負荷、体力・気力・筋力の低下にもつながります。特に、高齢で正常圧水頭症の人は要注意です。

同時に、姿勢が悪い人は、肋骨・胴回りが太くなる傾向もあります。骨は物理的な圧力に反応して成長するため、バランスを崩した肋骨周りの筋肉の緊張が、過剰な肋骨の発育を促してしまうためと考えられます。また、鎖骨の大きさは変わりにくく肋骨だけがふくらむことから、前すぼみな姿勢、猫背をつくりやすくなってしまいます。

本書で紹介するストレッチは、頭と肋骨の問題も改善するよう設計されています。

ストレートネック・猫背がもたらすカラダの変化

姿勢が悪いと体のいろんなところに悪い影響が出てきます。そのひとつが、「頭蓋骨のふくらみ」や「肋骨の肥大化」といったもの。これってどういうことなのでしょうか？

▶ 頭が大きくなる理由は？

首や肩の周辺の緊張が強くなることで、頭蓋骨と心臓の間の血液・脳脊髄液・リンパ液などの流れが悪くなり、血液・脳脊髄液・リンパ液などが頭に「渋滞」しやすくなるためです。

ストレッチによって、頭と体の循環を促すのが効果的です！

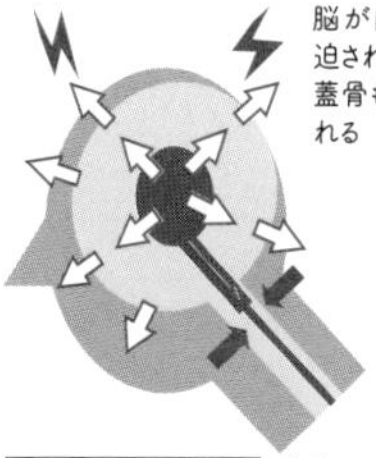

脳が内部から圧迫されダメージ。頭蓋骨も押し広げられる
ストレートネックで頸部に緊張が発生
体液が頭から体に流れにくく脳で滞る

※頭囲が数センチ膨らんでいる人もいる。顔も垂れてしわが出やすくなる

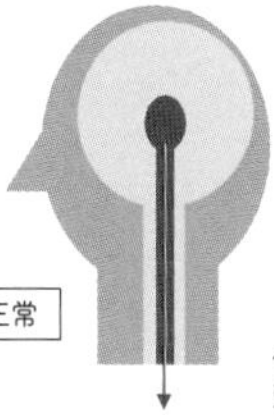

正常
体液がスムーズに頭から体に流れる

▶ 肋骨が大きくなる理由は？

ストレートネックでは、肩・背中・肋骨の筋肉が、中心の首に向けて強く引っ張られ、息を吸い込んだまま固まったような状態になってしまいます。それによって、肋骨の幅が広がることがあります。

ストレッチによって肋骨を引き締めるのが、効果的です！

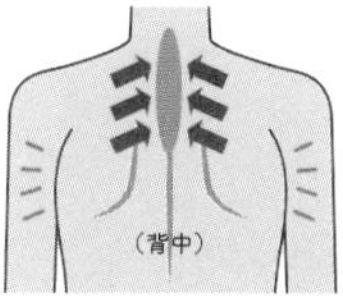

（背中）

ストレートネックでは、肩・背中・肋骨の筋肉が中心の首に向けて強く引っ張られ、息を吸い込んだまま固まったような状態になってしまい、肋骨の幅も広がる

頸椎と顔のたるみ、首のしわとの関係は？

姿勢が悪いと、それだけで老けて見えてしまいます。さらに、老けた印象を与える顔のたるみや首のしわなども、ストレートネックや猫背が原因となっている場合があります。姿勢が悪くなると血液やリンパの流れが滞り、首や肩、背中の筋肉が硬くなってしまいます。体の各部位の筋肉や組織はつながっており、顔の表情筋は後頭部や首を通して背中の筋肉が引っ張りあげているため、背中の筋肉が硬くなったり衰えたりするとリフトアップする力が弱まり、顔にたるみやしわが現れてくるのです。

顔よりも年齢が顕著に表れるといわれているのが、首のしわです。複雑な動きをする首の皮膚は、顔よりも薄く伸び縮みしやすいため、長時間うつむいていると首周りにしわができてしまいます。また、姿勢が悪いと首前面に薄い膜のように広がる広頸筋がゆるみ、口角も下がって、口元や首全体がたるんでしまうというわけです。

姿勢が悪いと美容面にも影響が…！

鏡を見たとき、つい気になってしまう顔のむくみやたるみ、首のしわなど。意外に知られていませんが、これらもストレートネックや猫背が原因となっている場合があります。

ストレートネック&猫背が表情筋に影響を与えることも…

引き締まった顔

表情筋が引き締まると、口元がキュッと上がった魅力的な小顔になります。

たるんだ顔

表情筋が衰えると、脂肪が垂れ下がって、顔のたるみやしわの原因に。

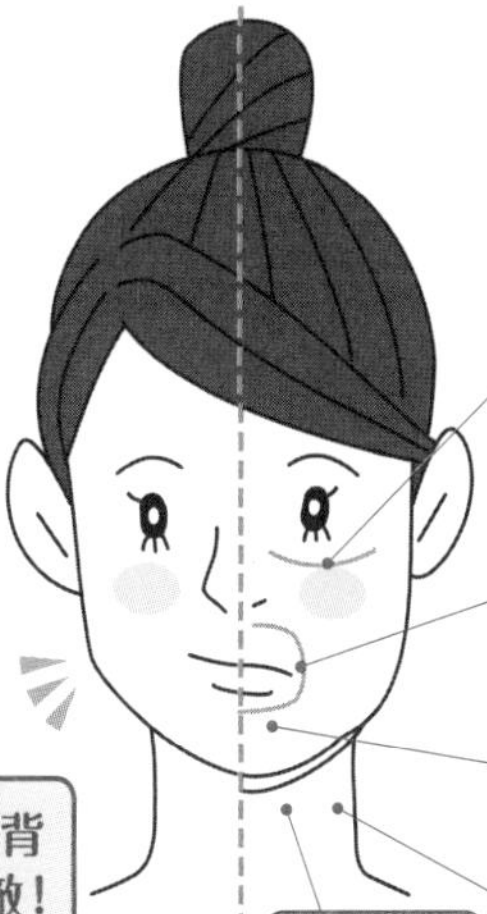

頬骨筋《きょうこつきん》

頬の筋肉からあごのラインがたるみにつながります

口輪筋《こうりんきん》

口元や表情全体がゆがんでしまいます

オトガイ筋

二重あごになるリスク

顎舌骨筋《がくぜつこうきん》

あごから首のラインの崩れにつながります

胸鎖乳突筋《きょうさにゅうとつきん》

首のラインが崩れ、肩こりや頭痛の原因にも

ストレートネック&猫背はたるみやしわの天敵！

ストレートネックや猫背の人は、実年齢より5歳ほど上に見られてしまう！

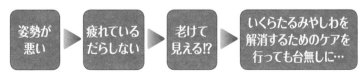

姿勢が悪い ▶ 疲れている だらしない ▶ 老けて見える!? ▶ いくらたるみやしわを解消するためのケアを行っても台無しに…

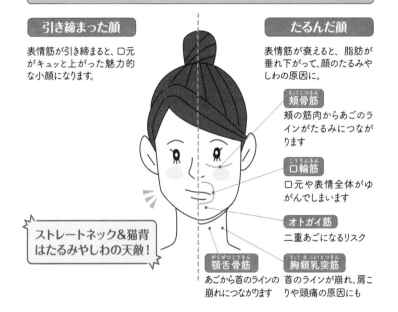

首こり・肩こりにも要注意！

首の骨（頸椎）は、重い頭を支え、上下左右に動かしたり、回転させたりといった複雑な動きをサポートしています。それだけに首には日頃から大きな負担がかかり、頸椎関節や首の筋肉が疲れて、その疲れは首こりや肩こりとして現れます。このような首や肩のこりや痛みは多くの人が体験しますが、マッサージや運動などで改善されたり、いつの間にか治っていたりする場合は、重篤な問題にはなりません。

しかし、ストレートネックになっている状態では頸椎のカーブがなくなり、クッション機能は低下して、重い頭が直接首や肩の筋肉にのしかかります。そして、それをカバーしようとして首周りの筋肉の負担はさらに増大し、首が回らなくなったり、肩がカチカチに硬くなったりします。さらに、脊髄の関節を通る神経が疲労で変化した周囲の組織から圧迫されると、こりや痛みだけでなく、さまざまな症状が現れるようになってしまいます。

首を支える筋肉が硬くなると、首こり・肩こりの原因に!

スマホを見るときの姿勢の悪さなどで首を支える筋肉が硬くなり、首の動きを悪くしたり、首こり・肩こりの原因になります。

こりやすい首や肩の筋肉

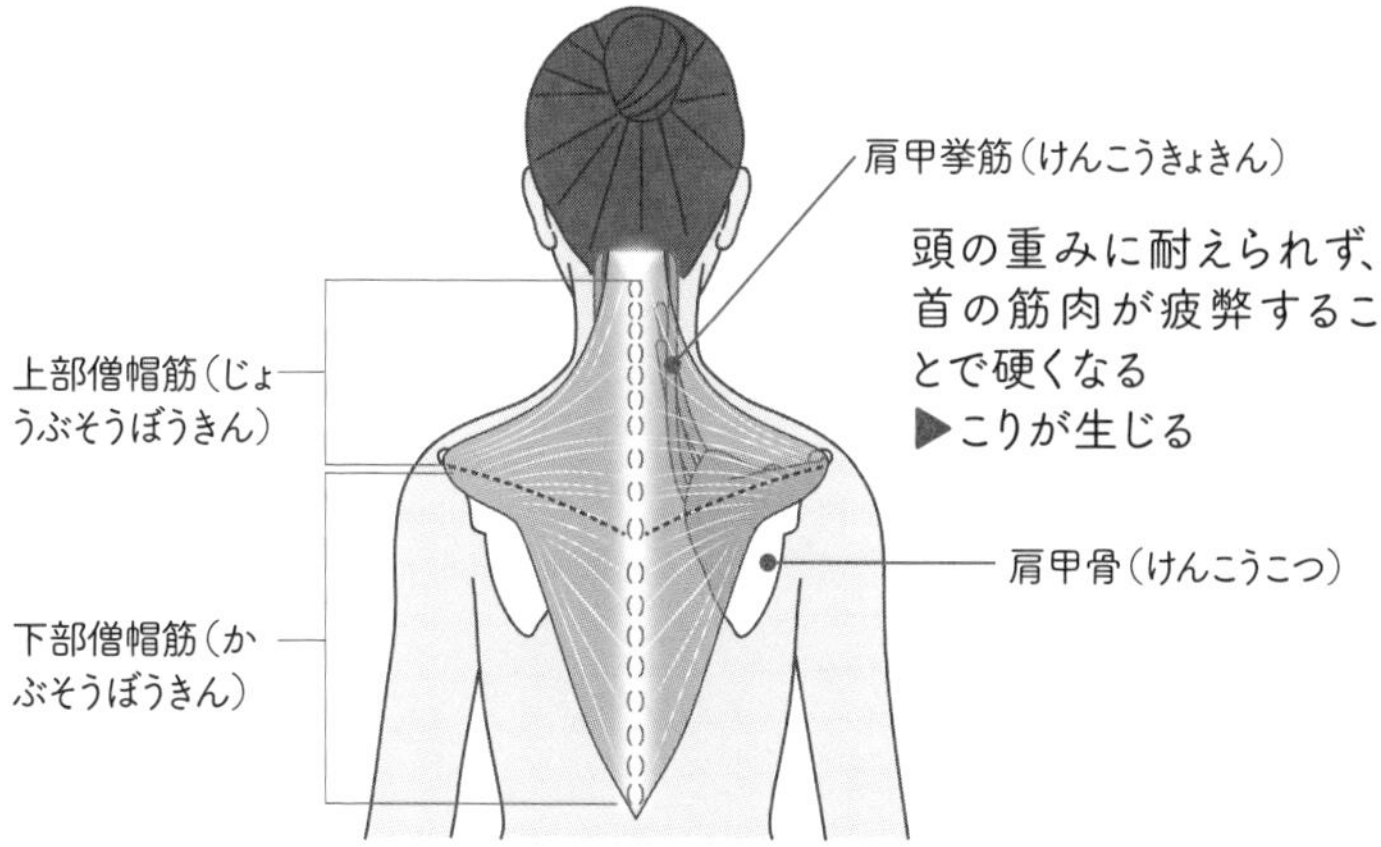
肩甲挙筋(けんこうきょきん)
頭の重みに耐えられず、首の筋肉が疲弊することで硬くなる
▶こりが生じる
上部僧帽筋(じょうぶそうぼうきん)
肩甲骨(けんこうこつ)
下部僧帽筋(かぶそうぼうきん)

肩こりは主に背中の僧帽筋という筋肉が凝り固まることで起きます。僧帽筋は肩甲骨周りから肩、首まで広く覆っているため、首まで含む広範囲にこりが生じます。

注意!

首こり・肩こりは頸椎症の初期段階

頸椎症になってしまうと、治療に長い時間がかかり、ケースによっては手術が必要となります。できれば首や肩にこりを感じ始めた初期段階で、早めに対処することが望ましいといえます。

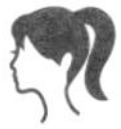

「アナトミートレイン」を知っていますか？

「アナトミートレイン」とは解剖学的な見解から考え出された理論で、筋膜連結ともいいます。私たちの体には筋膜が網目のように張りめぐらされ、線路のようにつながっています。筋肉は一つずつ独立して存在していますが、筋肉を包んでいる筋膜は、複数の筋肉をまたいでつながっているのです。それをアメリカの著名なボディワーカーであるトーマス・マイヤースは列車の路線図にたとえて、「アナトミートレイン」と名づけました。

そして、この筋膜のつながりを活用することで、痛みや問題がある部位を直接刺激しなくても、痛みや問題を改善する手法が生まれました。たとえば、首こりがひどい人の場合、必ずしも首だけに原因があるわけではなく、腹筋やふとももの筋肉など肩以外で起こる筋膜トラブルを調整して、首こりを改善することが重要になります。本書で紹介するストレッチは、アナトミートレインを意識して、一部でなく全身を改善するよう配慮しています。

全身の筋肉はつながっている!?

筋肉同士は筋膜でつながっており、単体で機能するのではなく連続体として全身に影響を与えます。そのため、ある箇所に問題が出ると、関連するライン上に問題が波及します。

「アナトミートレイン」とは筋膜連結のこと。筋肉は一つひとつ独立して存在しているものの、筋肉を包んでいる「筋膜」は複数の筋肉をまたいで全身でつながっています。つまり、特定の部位に対するストレッチケアも、全身からアプローチすることが有効なのです。

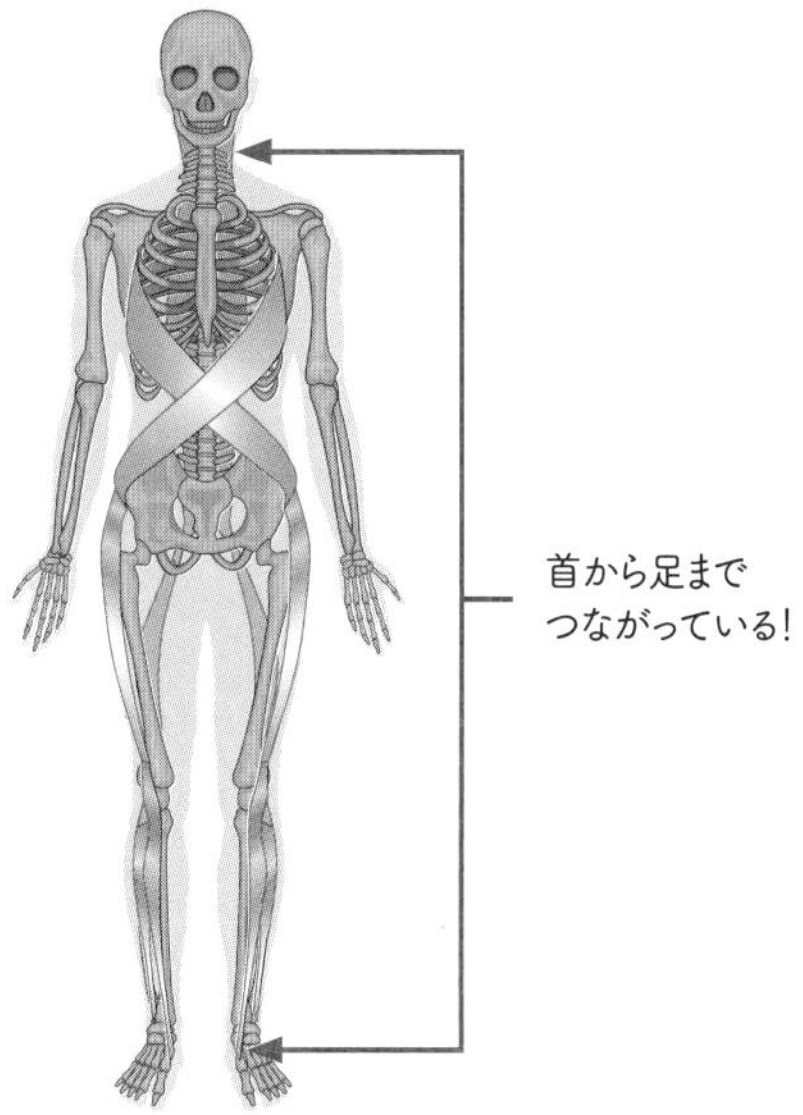

★ムラマサ先生のひとこと解説★

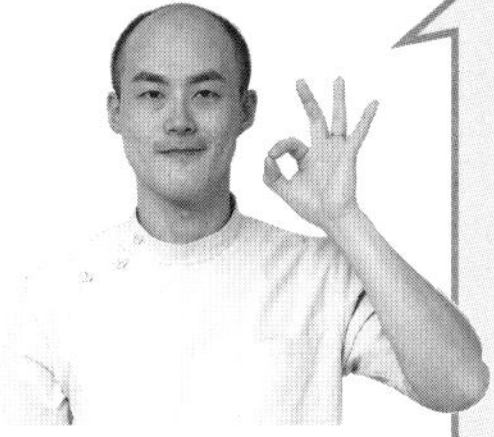

首や肩の改善は全身からのアプローチで!

全身は筋膜でつながっているため、1カ所に問題が生じると他の部位に代償が起こり、影響を及ぼすことがあります。慢性痛の場合、痛みや問題があるところは結果であり、原因は他にもあることがほとんどです。そのため、アナトミートレイン上のラインで、痛みの根源となっているトリガーポイントにアプローチすることも痛みや問題の解消に役立ちます。

慢性痛の原因となる過剰な活性酸素に対抗するには？

姿勢を崩した状態で首や背中に長時間負担がかかると、筋肉・関節などが変性を起こし、固まって痛みを発するようになります。その大きな要因が「活性酸素」です。活性酸素は体内で異物を排除するために必要な武器ですが、過剰に発生すると周囲の健康な細胞にまでダメージ＝酸化ストレスを与え、筋肉や関節の劣化硬直、骨の変形の原因となります。

一般に、過剰な活性酸素は血流に乗って全身をめぐり、脳を含む神経、内臓、血管などに影響を与え、老化や病気をもたらす要因となります。現代医学のほとんどの分野は、やむなく活性酸素の毒性を受け入れる前提で成り立っています。

一方、近年はこれに対抗する方法も存在します。たとえば、細胞本来の圧倒的な抗酸化能力を引き出すＮｒｆ２活性サプリメントや、活性酸素に対抗する自由電子を地面から手軽に取り込むアーシングのシーツは、非常にコストパフォーマンスが高くおすすめです。

Nrf2やアーシングが活性酸素に対抗するメカニズム

Nrf2 は私たちの細胞内に存在する特殊なタンパク質で、遺伝子に働きかけて強力な抗酸化酵素を大量生産し、過剰な活性酸素を無毒化することができます（1分子あたり、食事による抗酸化物質の 100 万倍以上の効果）。

またアーシングは、人体が地球に触れることで、地球から自由電子を取り込み体内の過剰な活性酸素を中和することができます。直接地球に触れなくとも、市販のアーシング・シーツを使えば屋内・マンションの中でもアーシングができます。

Nrf2 のスゴさ！

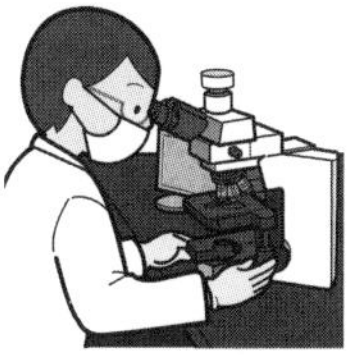

Nrf2 により体内で生産される抗酸化酵素の 1 分子は、食物でとれる抗酸化物質の 1 分子に比べ、活性酸素の無毒化能力が 100 万倍以上あるといわれています。体内で発生する活性酸素は、細胞たった 1 個でも数十～数百億個。食物の抗酸化物質での対策には限界があります。

アーシングを行うと？

高血圧の改善、がんや多発性硬化症などの改善効果が報告されており、欧米では自律神経や病気の治療、スポーツ選手のケガの治療・予防にアーシングを使っているも医師もいます。寝具にアーシングシーツを使用するのが一番のおすすめです。

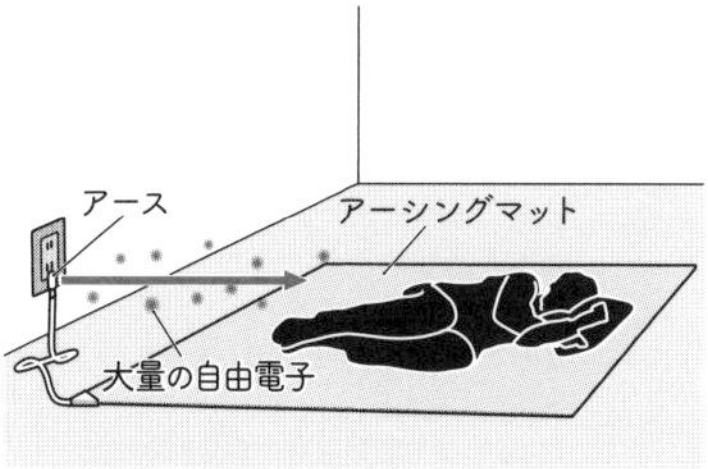

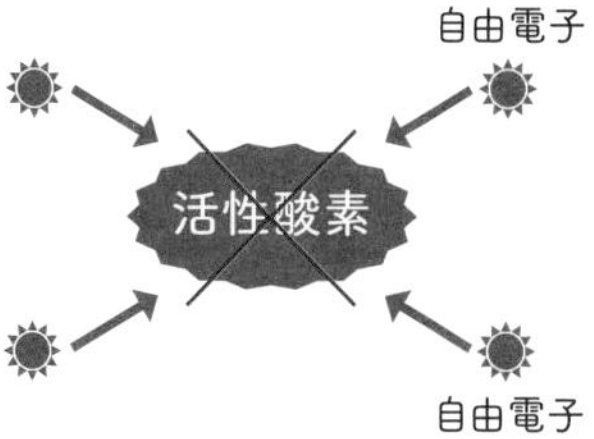

体の機能が活発化 ••••••••••▶ 活性酸素に対抗

ストレートネック&猫背は治せる

いったんストレートネックや猫背になってしまったら、もう治らないのではないかと心配される人が少なくありません。しかし、ストレートネックや猫背の大部分は骨そのものが大きく変形したわけではなく、関節や筋肉など軟部組織のバランスが崩れた状態です。そのため、**正しい姿勢・生活を心がけ、運動することで改善**できます。

正しい姿勢を身につけて、普段からそれを習慣にすれば、体が覚えていきます。すると、次第に頭の重みが正しく頸椎にかかるようになり、頸椎が理想的なバランスで機能するようになります。そして**体がリセットされて、正常なカーブが戻ってくる**のです。そうすれば、悩まされていた痛みやこり、さまざまな不調からも徐々に解放されていくでしょう。

第3章で紹介した1分間ストレッチを行うことで、ストレートネックや猫背が改善されやすくなるので、無理のないように少しずつでも実践してみてください。

頸椎関節についた「悪いクセ」を矯正しよう!

ストレートネックや猫背といった姿勢は、毎日の習慣やクセが大きく影響しています。それは、ストレッチなどのセルフケアを継続することで、矯正することができます。

ストレートネックや猫背によるカラダの不調…

痛み　こり　不定愁訴

↓

頸椎についた悪いクセを改善するには…

↓

全身を使った1分間ストレッチが有効!

★ムラマサ先生のひとこと解説★

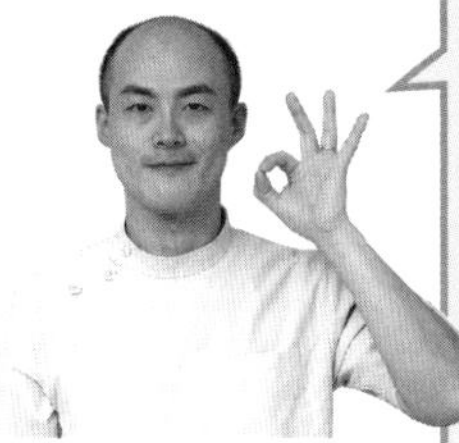

正しい姿勢と小休止・セルフケアを習慣に!

ストレートネックや猫背は、そのまま放置してしまうと、症状が進んでしまうこともあります。しかし、よほどの重症でない限り、正しい姿勢を身につけたり、セルフケアを行ったりすることで改善できます。特に関節のやわらかい女性や子どもは元に戻しやすいといえます。あきらめずに続けてみてください。

Column＊02

寒期の寒さ対策は首をピンポイントで温めることから

人は寒さを感じると、体の中心部を温めようとします。すると、自然と背中が丸まって、猫背の姿勢になってしまいます。さらに、背中が丸まった状態で震えていると筋肉が硬くなってしまい、その状態が長く続くと筋肉が凝り固まり、こりや痛みなどの症状が出てしまいます。

そこで効果的なのは、ピンポイントとして首を温めることです。首の皮膚近くには太い動脈が流れていて、ここが冷えると全身の血行も悪くなってしまいます。マフラーやネックウォーマーなどで首を温めると、寒さで背中を丸めることがなくなり、上半身のこりや痛みも予防できます。また、薄毛・坊主頭の人は頭から体温が抜けるため体温が速く失われます。帽子やフードを忘れずに！

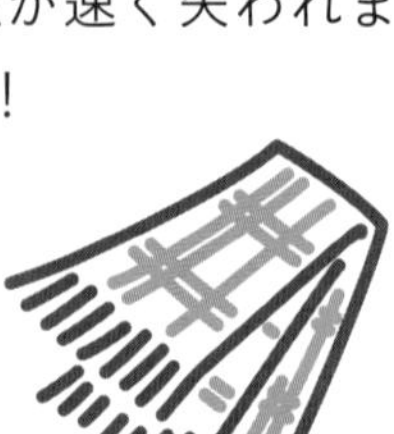

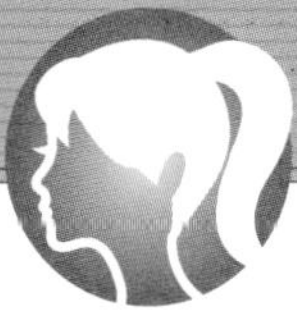

第3章

ストレートネック&猫背を改善する「1分間ストレッチ」

ストレートネック&猫背は、毎日のちょっとした努力で改善できます。それが、この章で紹介するムラマサ流「1分間ストレッチ」。毎日手軽にできる全身からのアプローチで、ストレートネックと猫背を治していきましょう。

ストレートネック・猫背を治す「1分間ストレッチ」とは？

ストレッチとは、意図的に筋や関節を伸ばし、筋肉の柔軟性を高めたり関節の可動域を広げたりする運動です。ケガの予防やリハビリ・疲労回復に役立てるためのストレッチがよく知られていますが、こりや痛みをはじめ、さまざまな不調が発生しない体を目指し、体質改善することを目標にしたストレッチもあります。

第3章では、ストレートネックや猫背が気になっている人、健康的な生活を送るために予防したいと考えている人向けの簡単なストレッチをご紹介します。

第2章で「アナトミートレイン」について少しふれましたが、筋肉は単独のものではなく、すべて体内で複合的につながっています。そのため、ある箇所の歪みが他の部位の痛みに影響することもよくあります。ストレートネックや猫背を改善したいと思うときにも、全身のさまざまな部位のストレッチを並行して行うことが有効なのです。

◎1分間ストレッチなら隙間時間にできる！

「健康のために運動をしましょう」と言われても「忙しくて運動をする時間がない」と言う人がいます。また、思い立って体を動かすことを始めたものの三日坊主で終わったり、やらなければという気持ちだけで実行できていなかったりしていませんか？

でも1分間ストレッチなら、どんなに忙しい人でもわずかな隙間時間を利用して実践することができるはずです。ここで紹介する25のストレッチは、**それぞれが1分程度で手軽にできて、初心者やどんな年代の人でも簡単にできるものばかりです。**いくつかを組み合わせても短時間で実践できますので、ぜひやってみてください。

筋肉が硬くなっている場合、すぐには効果を感じにくいかもしれませんが、無理のない範囲で行い、継続することが大切です。

ストレッチを毎日継続し、習慣化することでより効果が期待できます。まずは、できるところから日々の生活に取り入れていきましょう。

早めに始めることでストレートネック・猫背が予防できる！

病気を予防するという考え方は広まってきていますが、ストレートネックや猫背にならないための予防の意識はまだまだ浸透していません。この１分間ストレッチは、こりや痛みの解消だけでなく、予防に主眼が置かれています。

すでにストレートネックや猫背の症状が出てしまっている人の場合、１分間ストレッチを行うことで、重症化しないようにケアしたり、症状を軽減したりすることができます。

また、このままの生活を続けているとストレートネックや猫背になってしまうのではないかと不安を抱えている人の場合、症状が現れる前に予防することができます。

１分間ストレッチは起床後、疲れを感じたとき、就寝前など、１日のうちいつ行ってもよいですが、入浴後など体が温まっているときだと体に負担なく行うことができます。さっそく今日から始めてみませんか？

予防効果も期待できる1分間ストレッチ

首に問題を抱えていると、年齢（時間）とともに症状が進んでしまいます。しかし、ストレッチなどの適切なケアや生活習慣の改善を行えば進行を緩やかにできるのです。

頸椎症はほおっておくとどんどん悪化する…

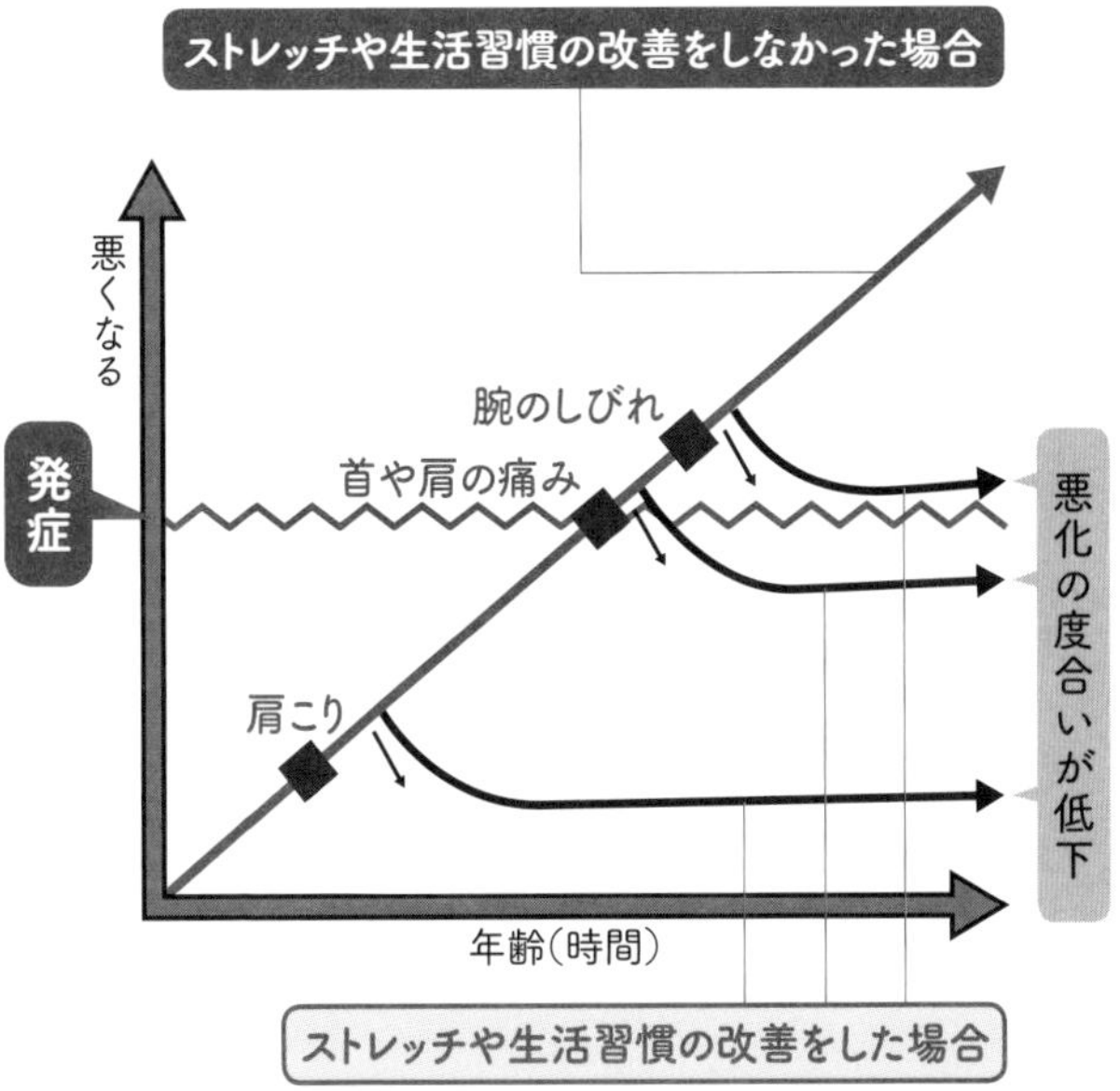

ストレートネックや猫背など首に問題のある人は、そのままにして普段通りの生活をしていたら頸椎症が悪化していく可能性が高まります。ストレッチなどのケアによって、その進み具合を低下させることができます。（上記の図は、竹谷内康修先生の「頸椎症の名医が教える竹谷内式首トレ」＜徳間書店＞を参考にさせていただきました：村田）

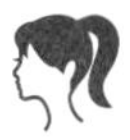

ストレートネック&猫背を治す お手軽「1分間ストレッチ」メニュー

本書では、ストレートネック・猫背を改善するために全身からアプローチする、25の「1分間ストレッチ」を紹介します。いずれも1分間でできるお手軽ストレッチですが、もちろんすべてを毎日行う必要はありません。

全身のバランスを考えて、目的別にいくつかのストレッチの組み合わせを掲載しましたので参考にしてみてください。また、何日かに分けて空いた時間に少しずつ25のストレッチをやってみて、自分に合うものを見つけていくのもおすすめです。〈A～F および❶～㉕は66ページ以降の各ストレッチに対応しています〉

※短い時間で、少ない力でも体を大きく変化させるよう設計されていますので、力を入れすぎたり、長い時間やりすぎないようご注意ください。各ストレッチの推奨時間は、長くても1分以内としてください。また、体の各箇所に違和感・痛み・病気などをお持ちの方は、必ず事前にかかりつけの医師などに相談してください。少しでも違和感・痛みを感じた人は無理せず中止してください。

A 合わせても1分で終わる 超お手軽ストレッチ

❶ 上半身のストレッチ
❿ 首プッシュ回旋
㉕ かかとの上げ下ろし

B 基本としてやってほしい おすすめストレッチ

❶ 上半身のストレッチ
❷ 下半身のストレッチ
❸ 体の背面のストレッチ
❹ 体の側面のストレッチ

おすすめストレッチメニューの一例

右ページの B にプラスして、下記のようなストレッチを行うと良いでしょう。ストレートネック&猫背の改善には、全身からのアプローチが有効です。（ のあるものは、杖を使うストレッチです）

C デスクワークで首・肩がこりやすい方

- ⑨ 頭蓋骨の持ち上げ回旋
- ⑩ 首プッシュ回旋
- ⑬ 杖を使ったわきの下のストレッチ
- ⑭ 杖を使った肩甲骨のストレッチ

D 立ち仕事で足の疲れやすい環境にいる方

- ㉑ 太もも側面ほぐし
- ㉒ 内転筋トレーニング
- ㉓ 杖を使ったひざ裏ほぐし
- ㉔ 杖を使った前脛骨筋ほぐし

自宅でできるなら…

- ⑱ 仙骨ブロック
- ⑲ 杖を使った股関節前面ストレッチ
- ⑳ 杖を使った股関節側面ストレッチ

E 小顔の引き締めも期待したい方

- ⑤ 頭蓋骨のリフトアップ
- ⑥ 頬骨の矯正
- ⑦ 上あごからのリフトアップ
- ⑧ 下あごからのリフトアップ
- ⑨ 頭蓋骨の持ち上げ回旋

F バスト・お腹のリフトアップも期待したい方

- ⑪ 胸肋回旋ストレッチ
- ⑫ 胸筋つかみストレッチ
- ⑮ 杖を使ったお腹のストレッチ
- ⑯ 杖を使った脇腹のストレッチ
- ⑰ イスを使った恥骨回旋ストレッチ

1分間ストレッチを効果的に行うためのポイント

①**「忘れない」**こと。こまめに思い出して実践・習慣化しましょう。

②**「急に伸ばさない」**こと。硬くなった部分をいきなり伸ばすと、腱や靭帯を傷めてしまう可能性があります。反動や勢いをつけたりせず、ゆっくり伸ばしましょう。

③体が冷えているときは避け、お風呂に入るなど**「体を十分温めてから行う」**のがおすすめです。

④**「無理をせず気持ちよく感じる強さで行う」**こと。体の柔軟性や関節が動く範囲は個人差があります。気持ちいいと感じるくらいの強度で、無理をしないようにしましょう。

⑤ストレッチ中に息を止めてしまう人がいますが、**「ゆっくり呼吸をしながら行う」**こと。リラックスして息をゆっくり吐き出しながら、体を伸ばしましょう。

⑥最後に、寝る前のストレッチは**「照明を暗めにして行う」**こと。明るい照明やテレビ、パソコン、スマホの画面を避け、副交感神経を優位にすると、眠りやすくなります。

無理なく続けられるペースを身につけよう

体の柔軟性や関節が動く範囲には個人差があります。気持ちいいと感じるくらいの強度で、無理をしないようにすることが大切。最初は軽めに少しずつ始めるイメージで、毎日続けられるよう自分なりのペースを身につけましょう。

1分間ストレッチを行うときに気をつけること

①忘れないこと。こまめに実践し、習慣化すること

②急に伸ばさない（反動や勢いをつけない）こと

③体が冷えているときは避け、体を温めてから行うこと

④無理をせず気持ちよく感じる強さで行うこと

⑤ゆっくり呼吸をしながら行うこと

⑥夜は照明を暗めにして行うこと

POINT

◆ストレッチは軽い運動とはいえ、体を動かして血液を全身に行き渡らせるためには水分が必要です。ストレッチの前後には、水分補給をしましょう。

◆ストレッチを行っている最中や、行った翌日などに痛みが出たときは、無理をせずに休んでください。

◆頸椎症やヘルニアなどの症状がある人、高血圧や心臓病などの疾患がある人などは、事前に医師に相談して慎重に行ってください。

全身①

1. 上半身のストレッチ

A

B

上半身を左右にひねり、体の前面の筋肉をゆるめて軽く伸ばすストレッチです。同時に、姿勢を維持する背筋もほぐれます。頭が下がって、あごが前に出た猫背姿勢を解消する効果があります。全身的なむくみやお腹がぽっこりするのも防いでくれます。

目線はやや上を向くように
猫背にならないように
お腹をへこませる
フロントラインを意識する

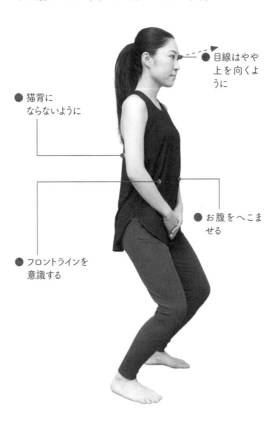

1. 肩幅に足を開き、中腰で両手を恥骨の上あたりに置く

2. 腰から首まで背骨を全てひねり、ゆっくり右側を向く

3. ゆっくり元に戻した後、ゆっくり左側を向く

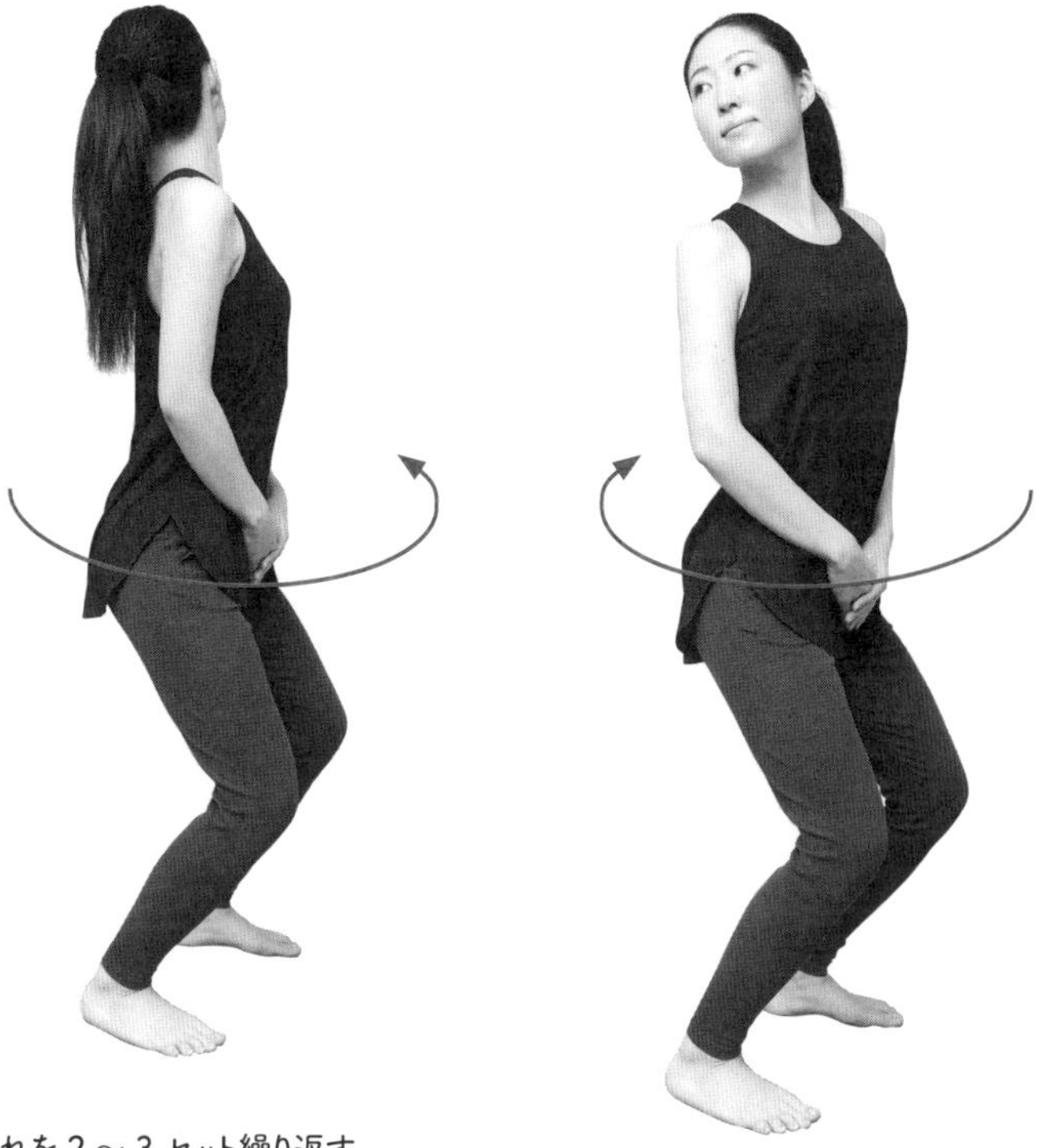

◎これを 2 ～ 3 セット繰り返す

POINT

ここでは、筋肉が伸びる感覚を求めず、「背骨全体が軽く絞られる感覚」があれば十分です。

ストレッチというより、写真のような姿勢をとるイメージで実践してください。

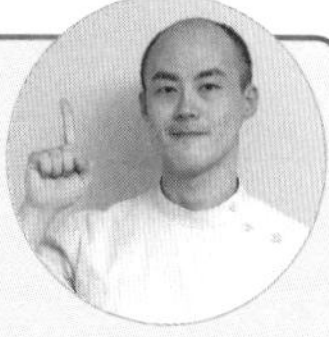

ムラマサ先生

※胸・首の大きな動作を伴うストレッチは、時に上肢の神経症状を誘発するために避けています。

全身②

2. 下半身のストレッチ B

太ももの前面を中心に、下半身を伸ばすストレッチです。前ももの筋肉が伸びるのを感じながら行いましょう。足を上げている間はバランスを崩しやすいので、転倒しないように注意してください。

1. 椅子の背もたれに手を添え、右手で右足の甲をつかむ

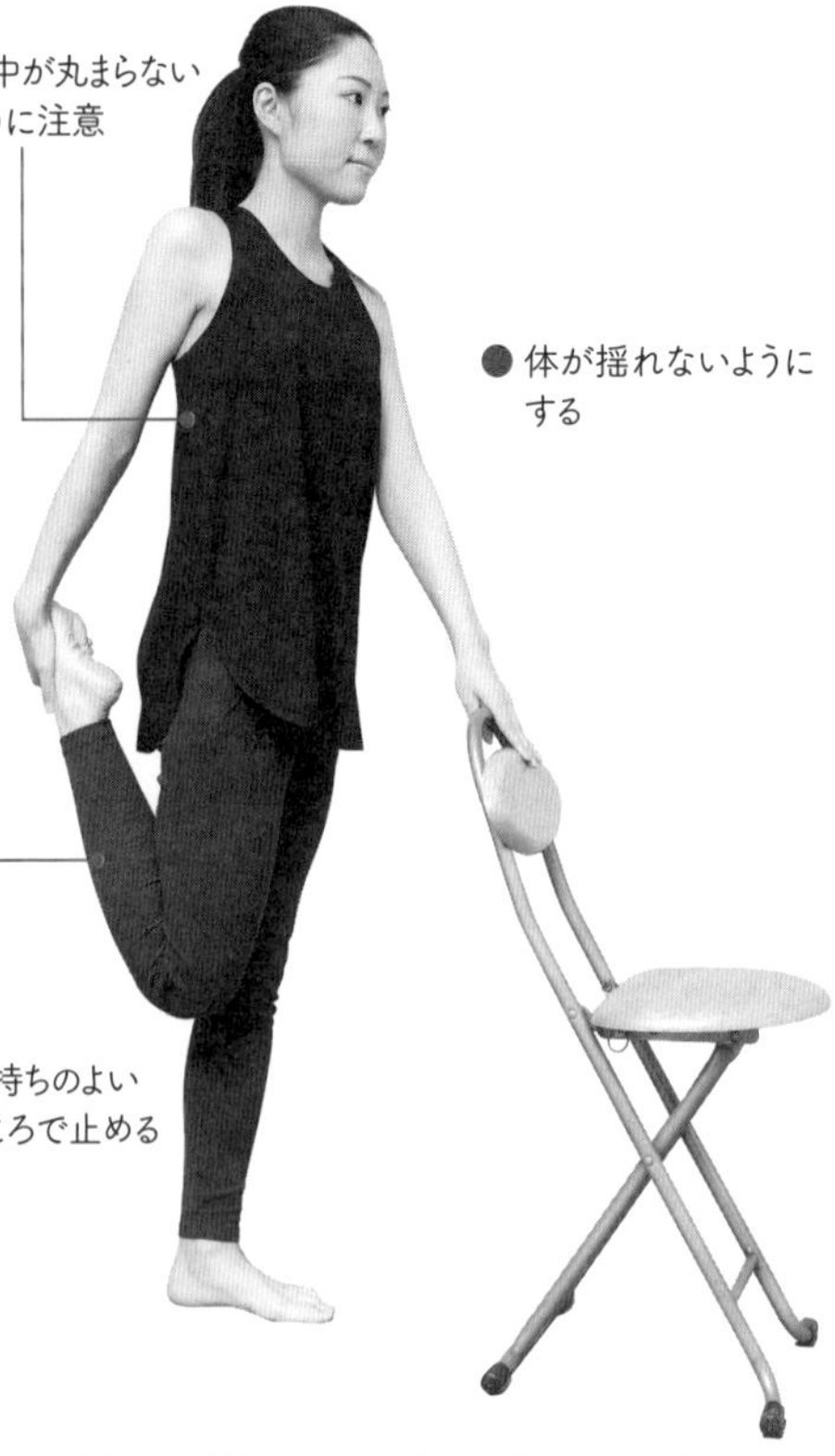
●背中が丸まらないように注意
●体が揺れないようにする
●気持ちのよいところで止める

2. ふくらはぎが太ももの裏につくまで引き上げ、10 秒間キープ

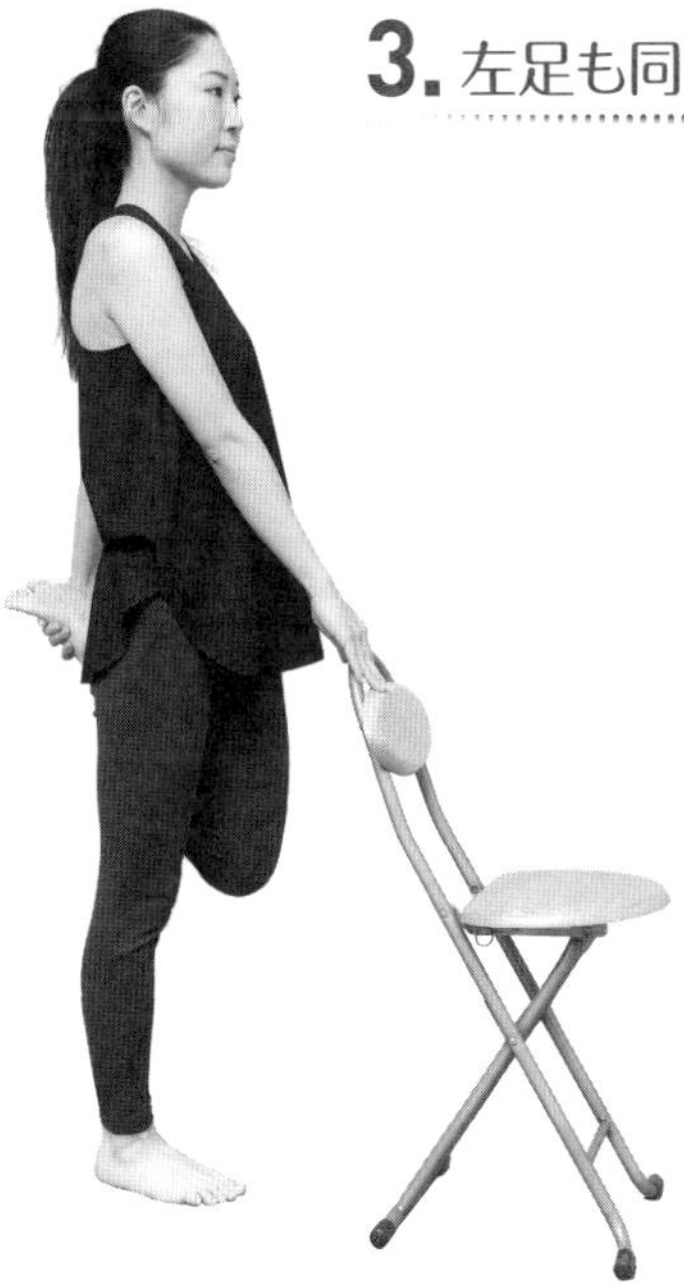

3. 左足も同様に行う

◎これを2～3セット繰り返す

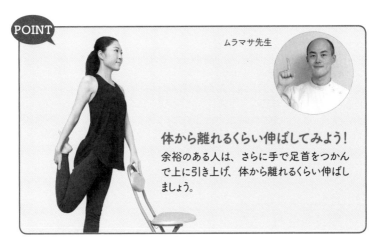

POINT

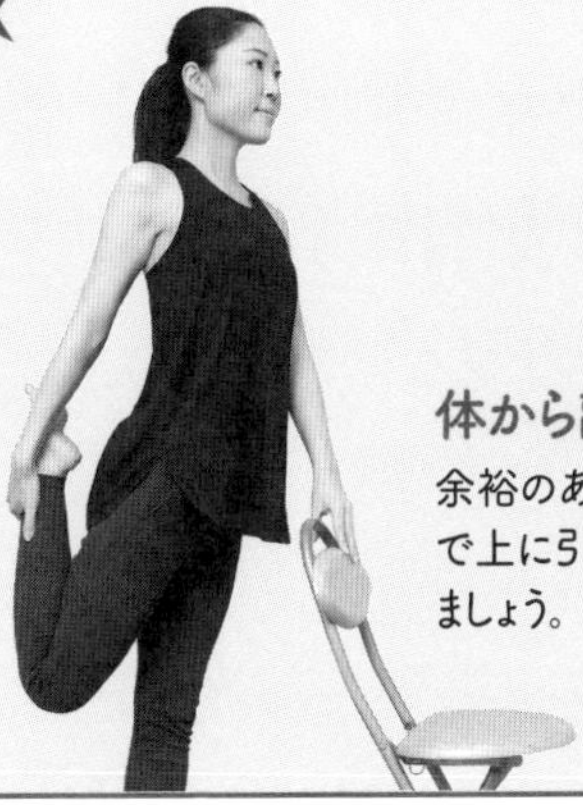

ムラマサ先生

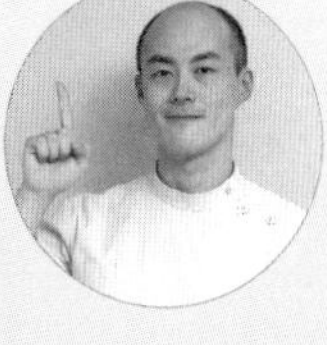

体から離れるくらい伸ばしてみよう！

余裕のある人は、さらに手で足首をつかんで上に引き上げ、体から離れるくらい伸ばしましょう。

全身③

3. 体の背面のストレッチ B

首、背中、足腰の後ろ側を伸ばすストレッチです。頭を手で支えることで、背骨全体と足腰のより深いストレッチが可能になります。頭の循環(※)が良くなりスッキリすることもあります。 ※硬膜のすべり、脳脊髄液の流れ

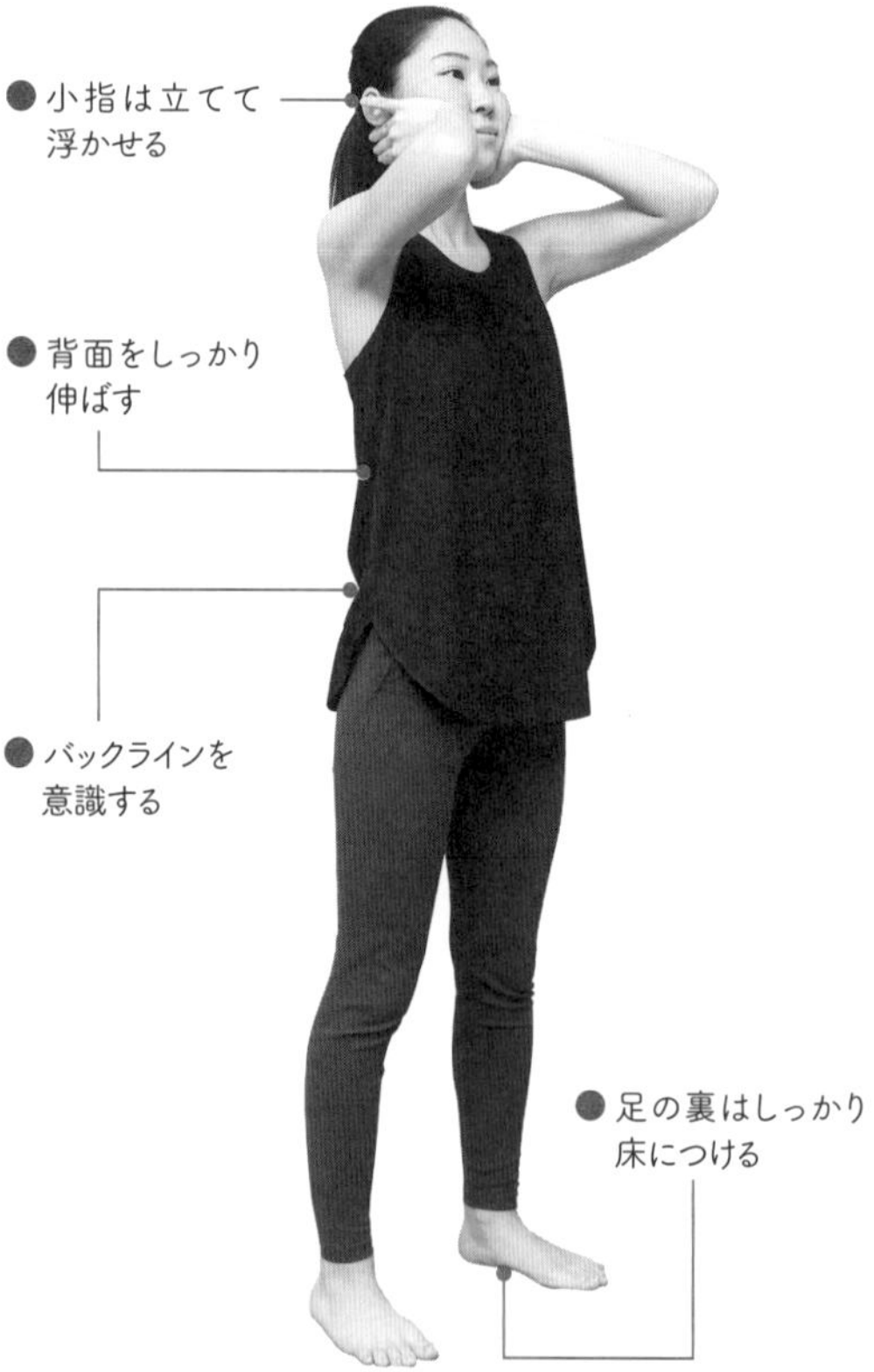
小指は立てて浮かせる
背面をしっかり伸ばす
バックラインを意識する
足の裏はしっかり床につける

1. 肩幅に足を開いて立ち、頬骨を手刀で持ち上げる（小指は使わない）

2. そのまま上半身を前に折りたたむ

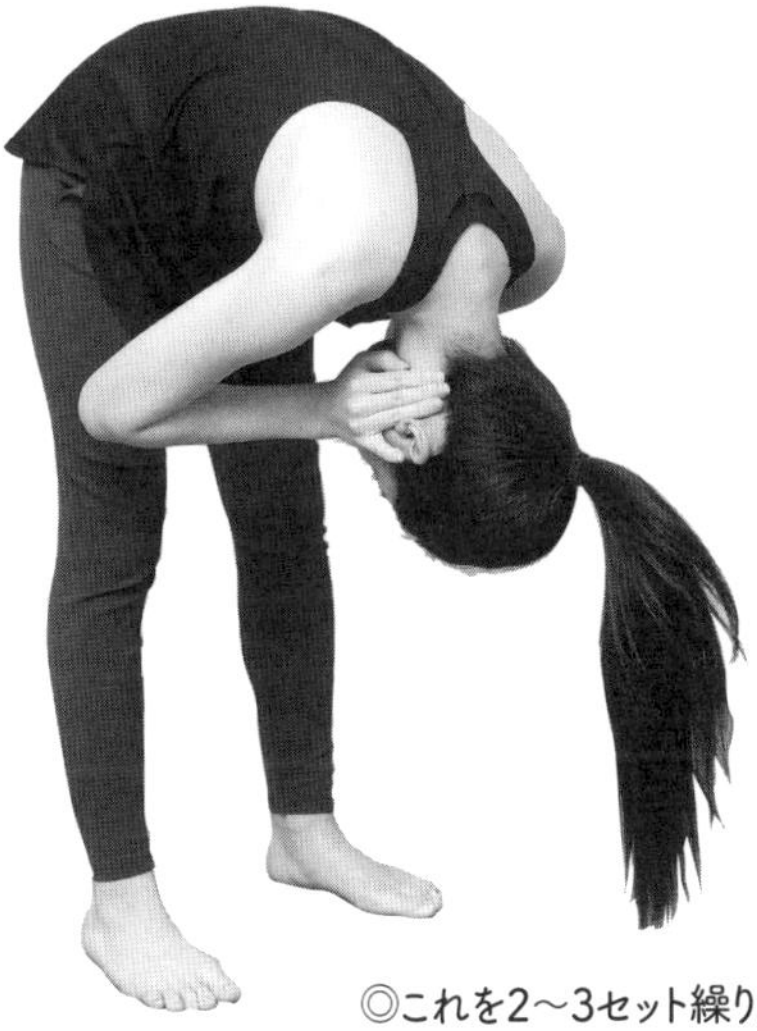

◎これを2〜3セット繰り返す

POINT

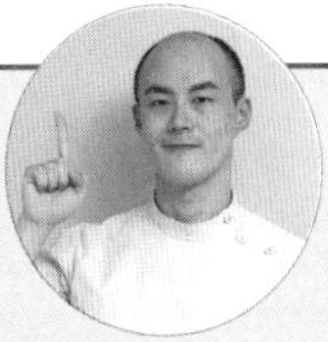

ムラマサ先生

頬骨と耳の下の骨を薬指で引っかけて支える感じにし、頭を水平に持ち上げるのがポイント。

頸椎の圧迫、筋肉の緊張を無くしてストレッチ効果を高めます。

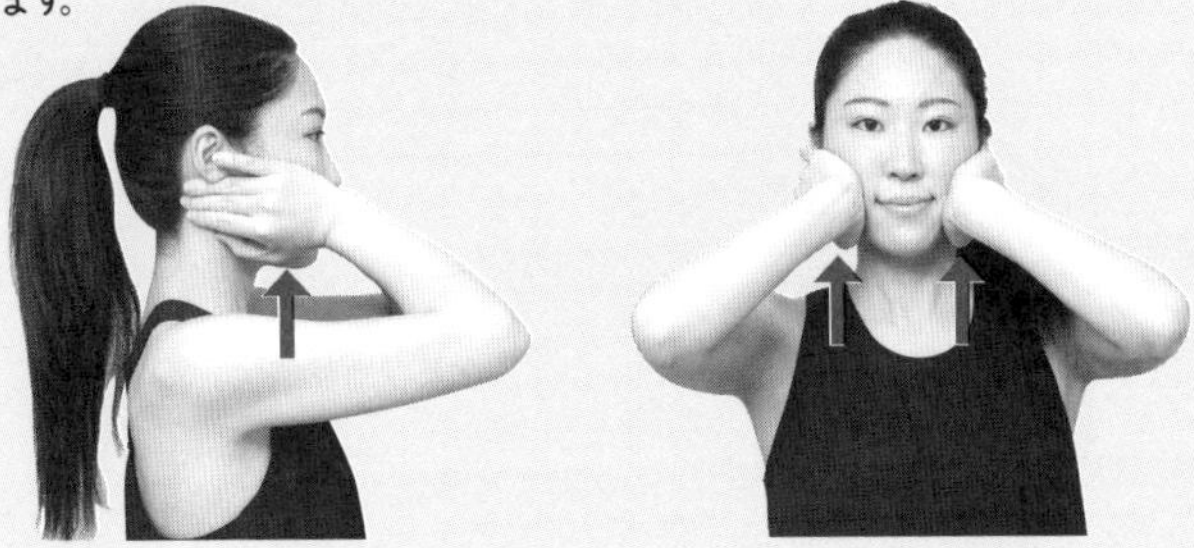

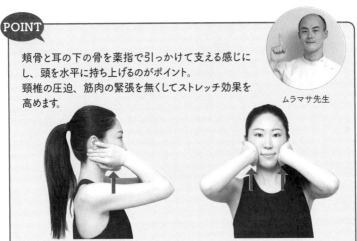

全身④

4. 体の側面のストレッチ B

肩の高さで壁に手をついて支えとし、体の側面を伸ばすストレッチです。身長の低下、寸胴な腰の原因になる脇腹の筋肉の緊張をゆるめます。肩甲骨周りのストレッチにもなります。

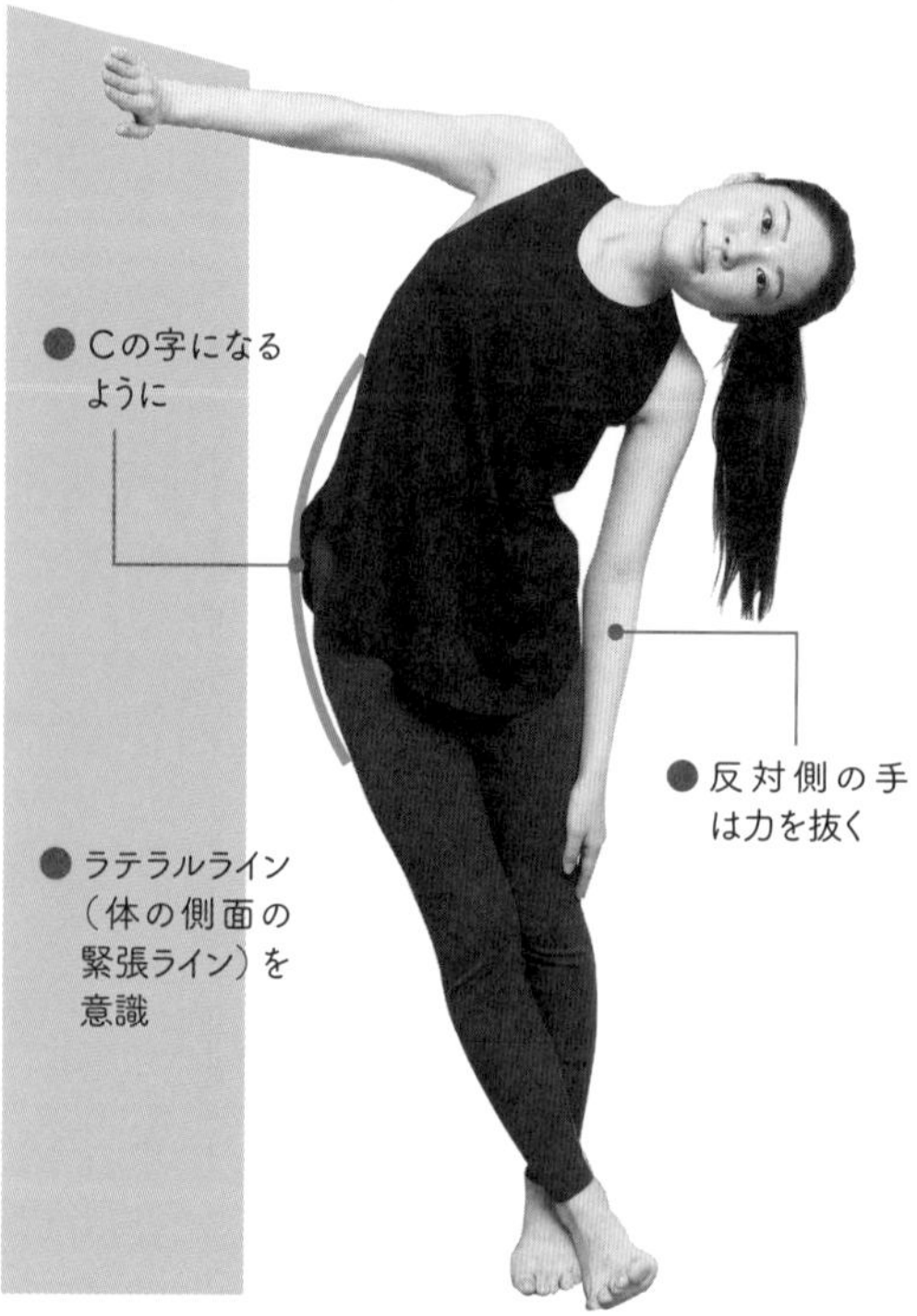

●Cの字になるように
●反対側の手は力を抜く
●ラテラルライン（体の側面の緊張ライン）を意識

1. 壁に手をつき、足を軽くクロスして壁に近い側面を伸ばし、体全体がCの字になるように曲げる

2. 反対側も同様に行う

◎これを2～3セット繰り返す

CHECK!

▶きつい場合は壁に手をつかず、肩幅に足を開いて立って行ってもよいでしょう。
▶Cの字までいかなくても無理のない範囲で横に曲げます。

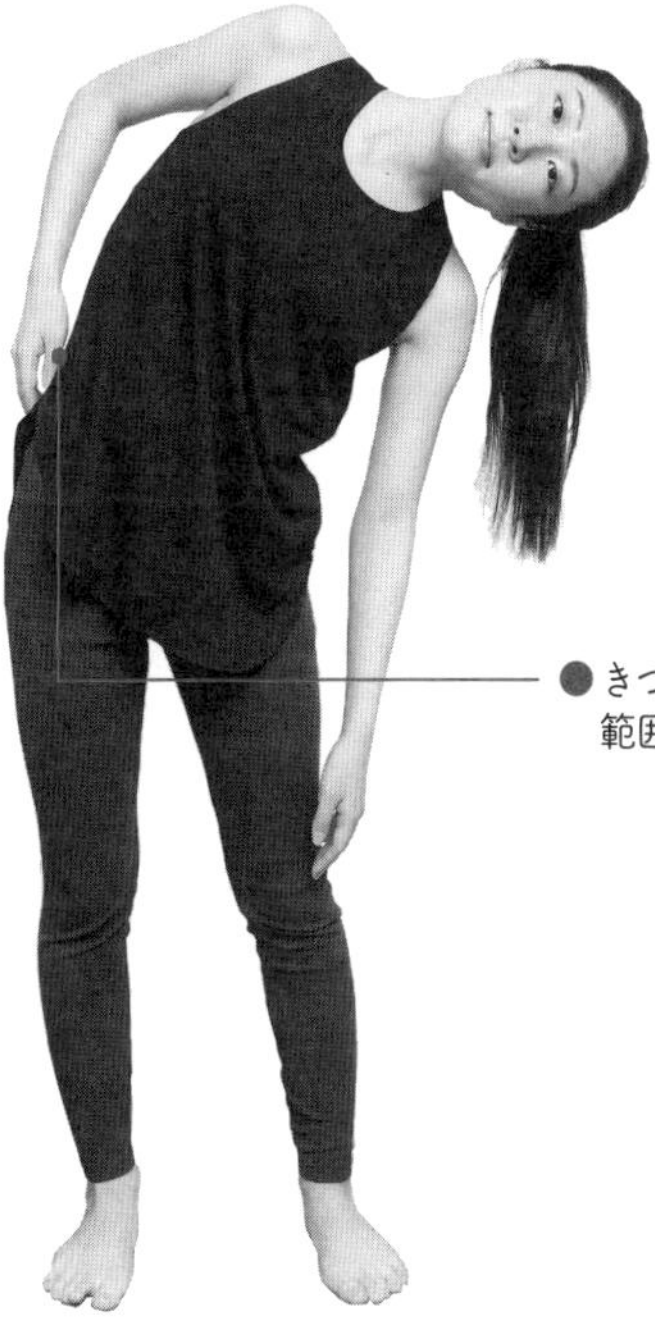

●きつ) ときは無理のない範囲で曲げる

POINT

体全体を意識しよう！

体はCの字になるように曲げて、反対側の手は力を抜くのがポイントです。きついときは無理のない範囲で曲げるようにしましょう。

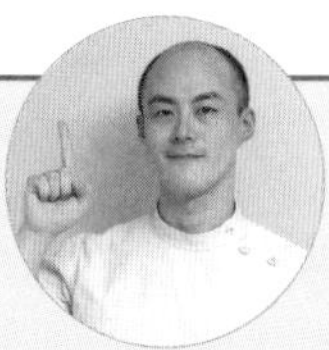

ムラマサ先生

5. 頭蓋骨のリフトアップ E

頭蓋骨の歪みを修正し、頭全体を整えるストレッチです。眉間のツボは背骨に沿っている督脈《とくみゃく》という経絡につながっています。ここを押すと首やあごのバランスも整い、ストレートネックや猫背を改善する効果があります。

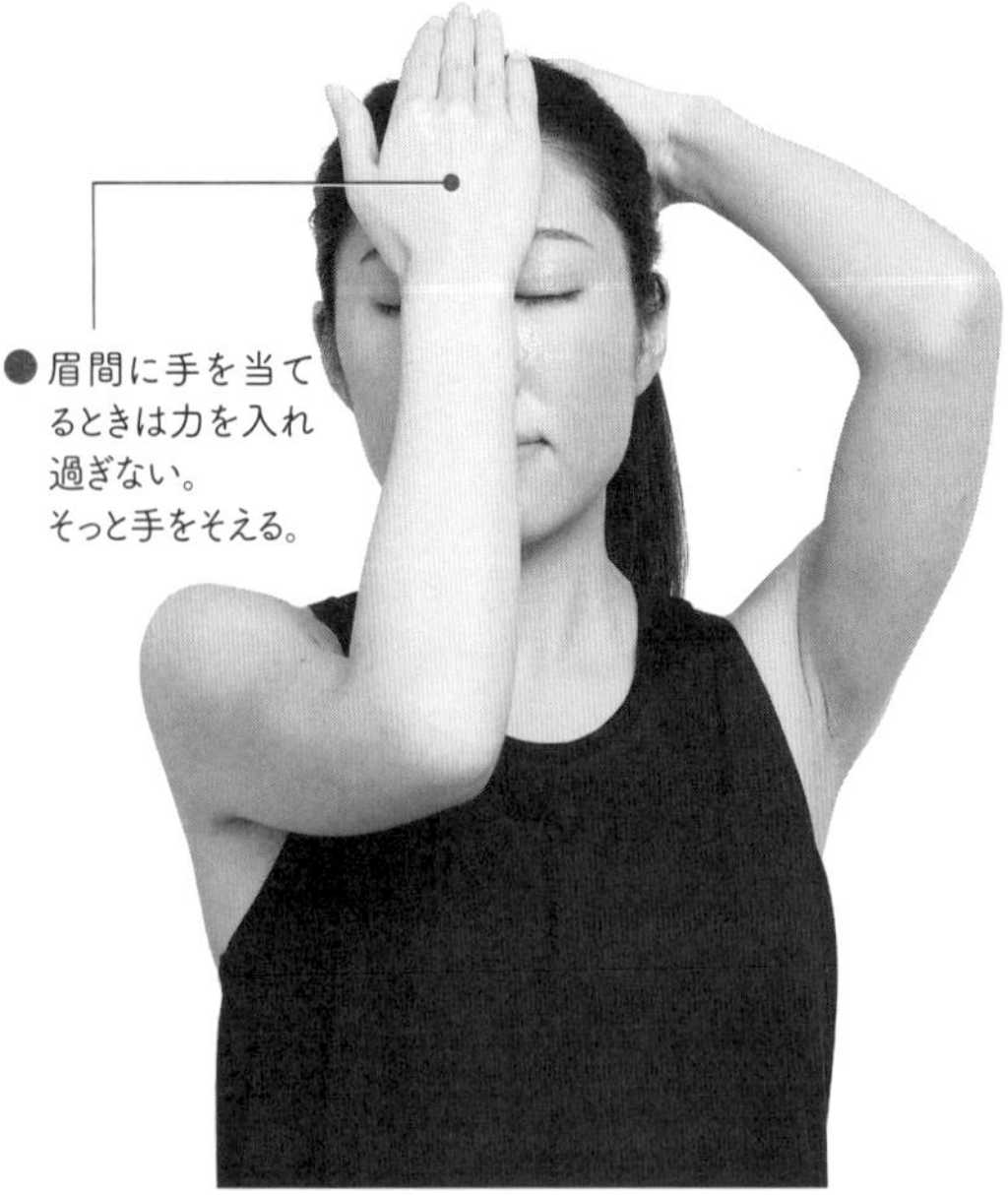
●眉間に手を当てるときは力を入れ過ぎない。
そっと手をそえる。

●一度に長時間行わない。1日1回のみ、10秒を毎日続けるのが効果的。

1. 片手で後頭部を下げながら、もう片方の掌底で眉間の中央をそっと上げる

2. 右手と左手をスイッチして同様に行う

※斜めから見たところ

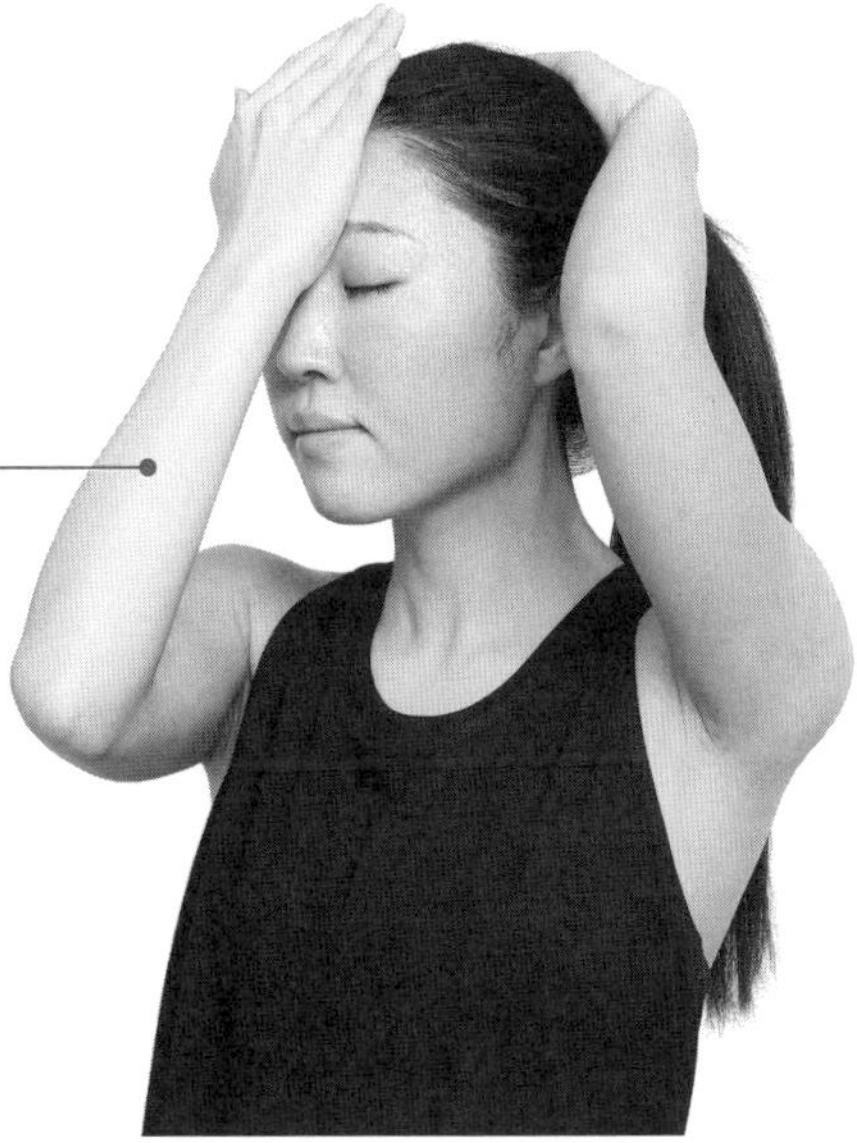

● 手からひじまではまっすぐに

◎これを2〜3セット繰り返す

POINT

頭蓋骨のリフトアップ

腕は垂直 90 度を意識して真上に、眉間に手を当てるときには力を入れ過ぎないイメージで。一度に長時間行わないこと。1 日 1 回限定、10 数秒を毎日継続するようにしましょう。

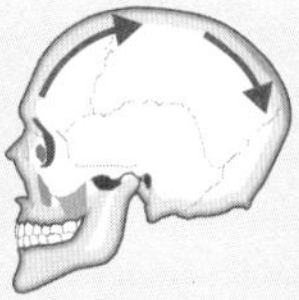

6. 頬骨の矯正 E

手をすぼませ、丸くなった掌底で頬骨を包み、そっと上方に押し上げます。日々の生活で年齢とともにリフトダウンする頬肉を骨ごとリフトアップします。力を入れて頬骨を顔の中に押し込むのは厳禁です。

● 手のひらの一番下に頬骨のでっぱったところを乗せる感じで

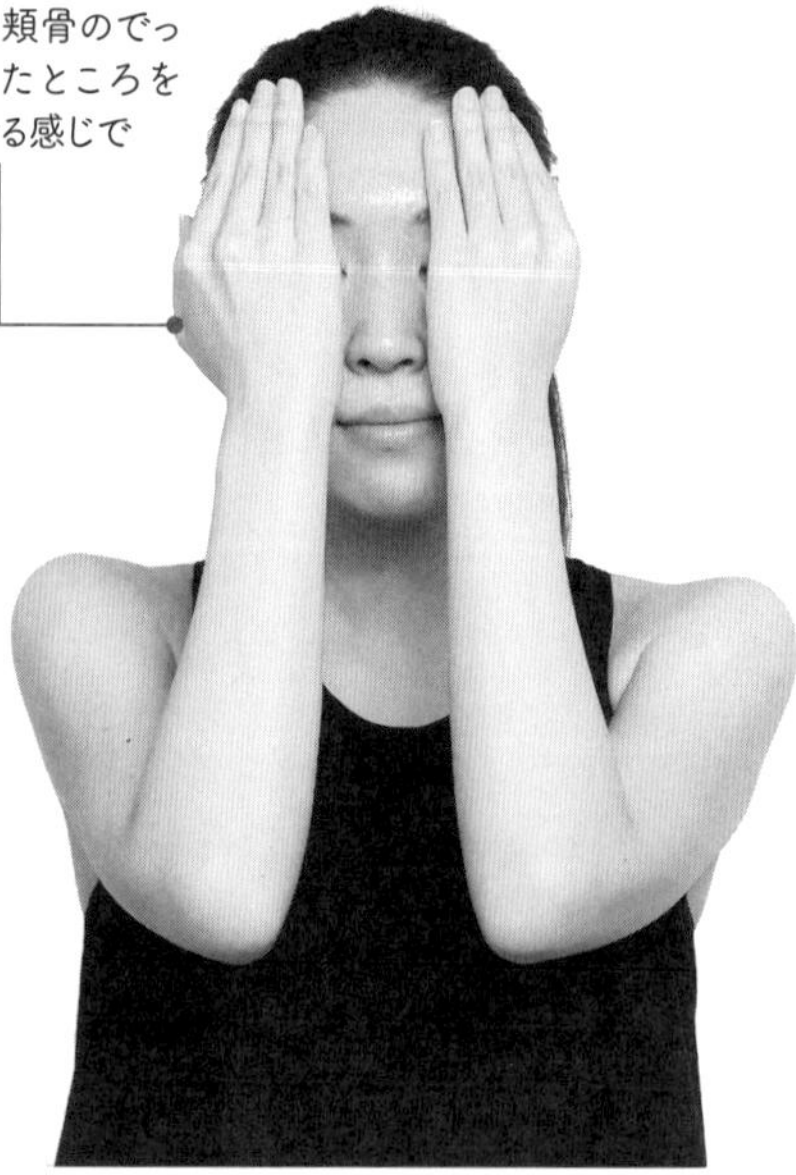

1. 両手の掌底で頬骨を正面から上方に軽く押し上げる

※斜めから見たところ

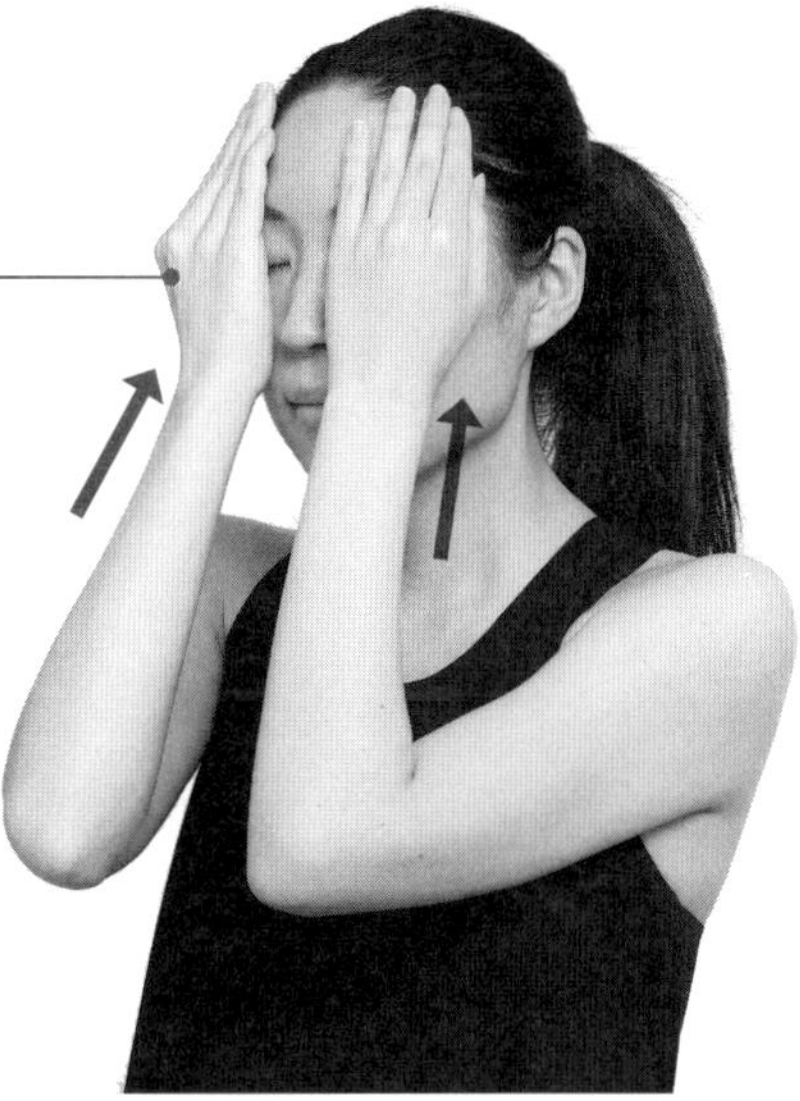

● 押し込むのではなく、
頬全体を持ち上げる

◎これを2〜3セット繰り返す

POINT

頬全体を持ち上げるイメージで

両手の掌底で頬骨を正面から上方に軽く押し上げます。押し込むのではなく、頬全体を持ち上げるイメージで力を入れましょう。1日1回、10秒のみでOKです。

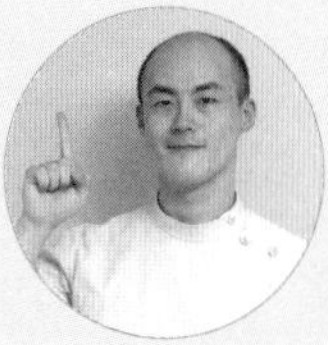

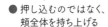

ムラマサ先生

頭蓋骨③

7. 上あごからのリフトアップ

E

口の中に両手の親指を入れて、上の奥歯の歯茎側面に当てて軽く前に押すようにします。口内からアプローチすることで頭全体が芯からゆるんでリフトアップし、姿勢の改善が期待できるのです。

体液が滞って重くなった頭から体への循環を促し、脳の負荷も減らします。

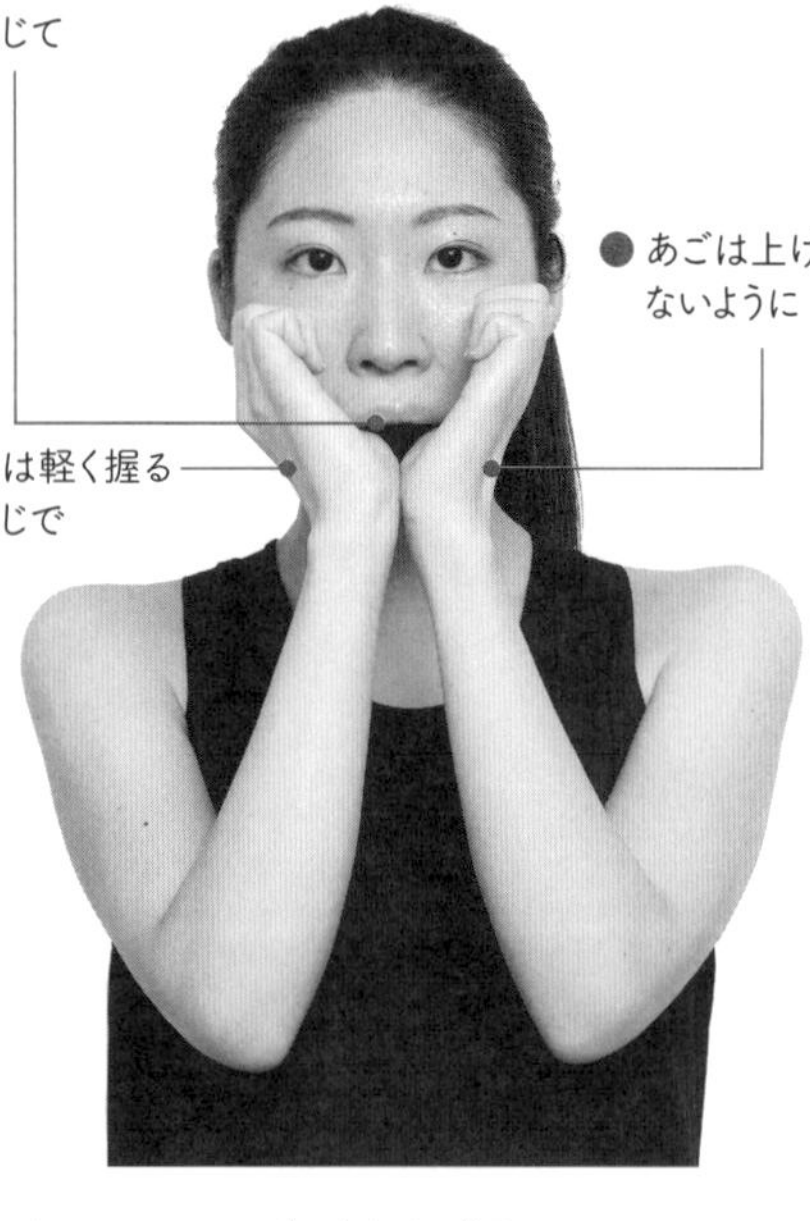
● 口はほどほどに閉じて
● あごは上げすぎないように
● 手は軽く握る感じで
● 圧がかかっていると感じられれば OK!

1. 両手の親指を上奥歯の歯茎側面に当てて、軽く前に押す

※斜めから見たところ

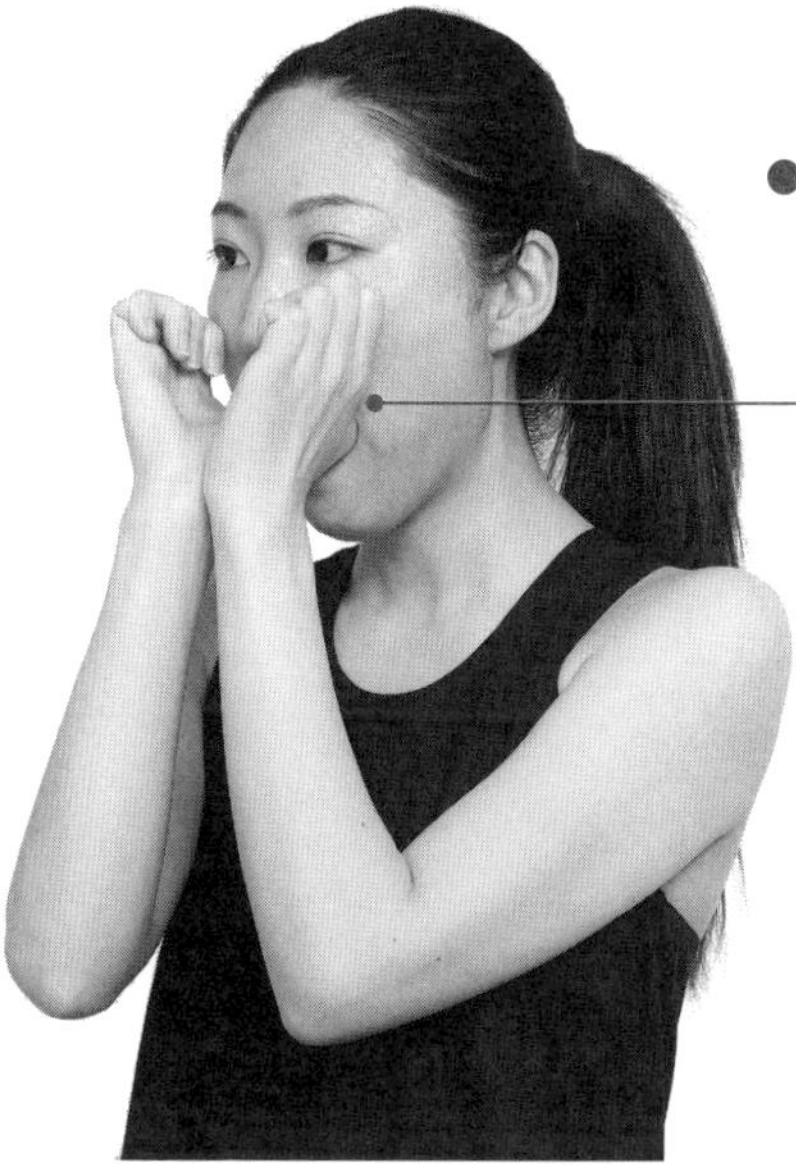

◎口に指を入れるため、清潔な手で行ってください。
入浴中に行うのもおすすめです。

POINT

上あごからのリフトアップ

下記のことに気をつけましょう。
◎施術を行う前にしっかり手を洗う。
◎指を口に入れる際にあごが開かない場合は、無理に開こうとせず取りやめる。
◎押した際に奥歯がフニッと動きやすく感じた場合は、ストレッチを取りやめる。

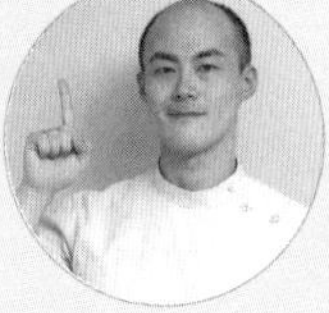
ムラマサ先生

頭蓋骨④

8. 下あごからのリフトアップ

E

肩を丸め胸の上に両ひじをついて、両手の上に下あごをのせます。その際、首の力を抜いて頭を前傾させ、手に頭の重さを預けるようにします。このとき、口を閉じてするか開いてするかは、やり心地のいいほうを選んでください。

（歯列に問題のある人は、歯科医・口腔外科医に相談してください）

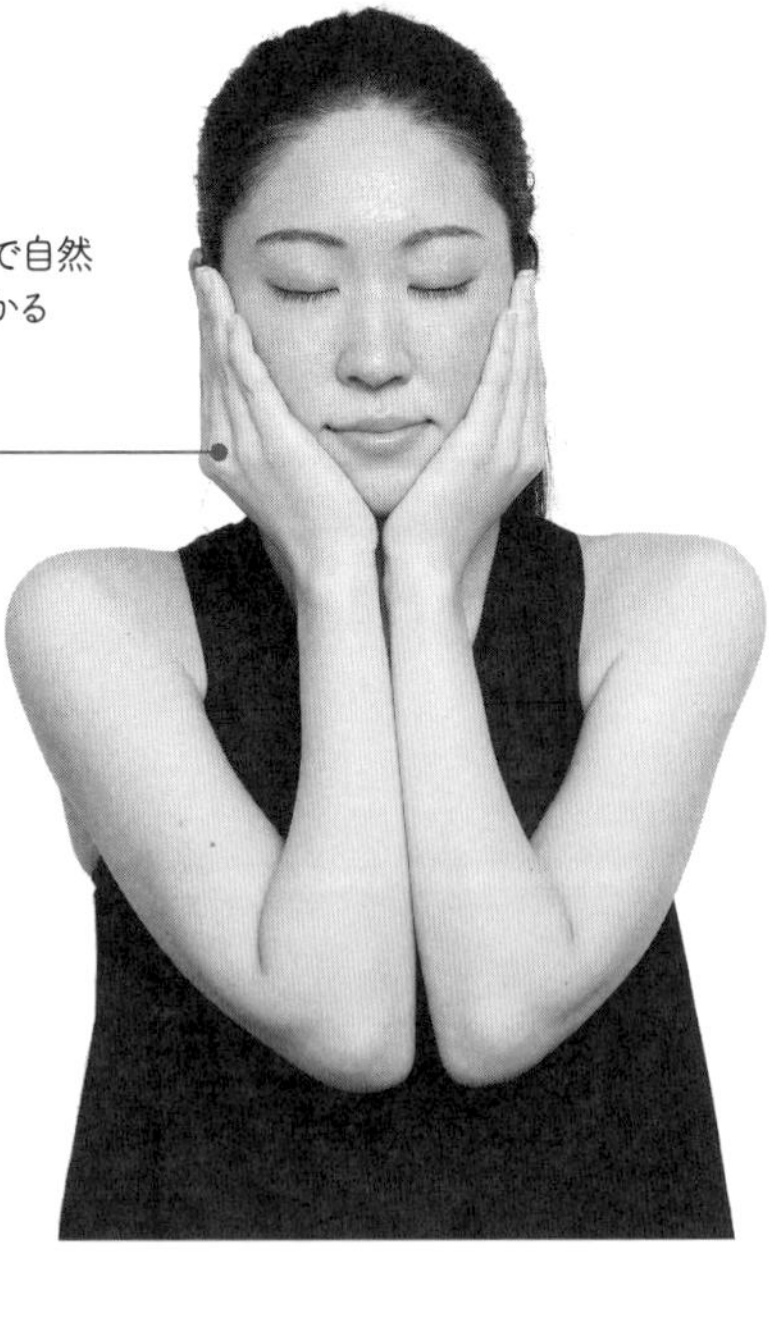

1. 両手の掌底を頬骨の下に当て、頭の重みをかけ、５秒キープする

※斜めから見たところ

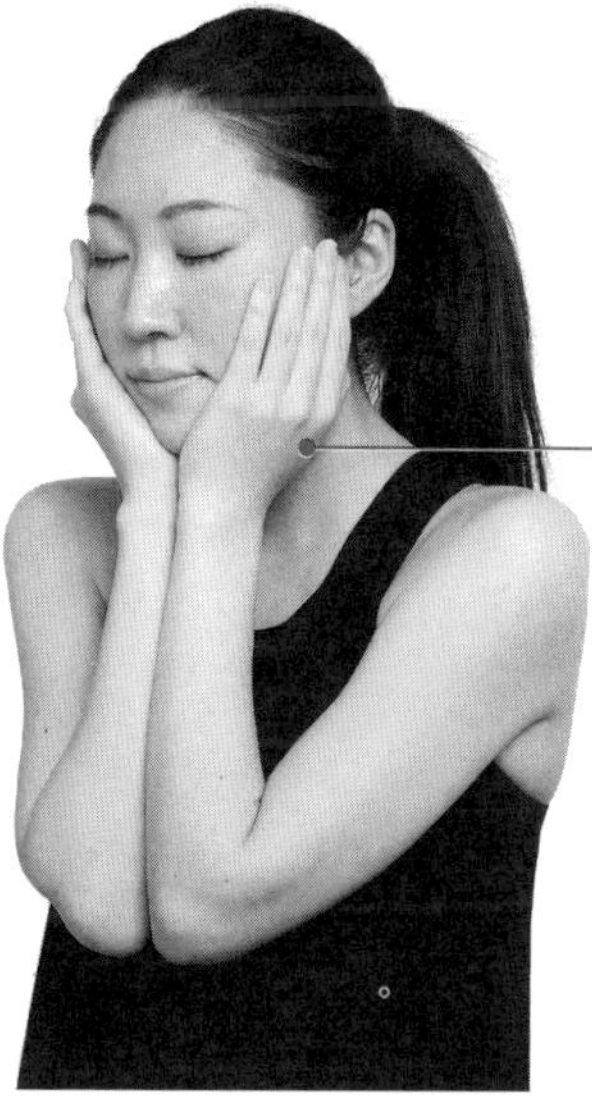

POINT

机の前で行う方法も

机にひじをつき、手のひらの一番下を頬骨の下に当てます。手は動かさず、頭の重みで頬骨を5秒持ち上げましょう。1日1回でOKです。

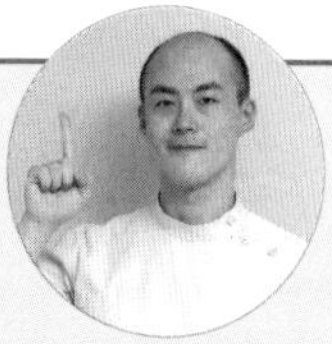
ムラマサ先生

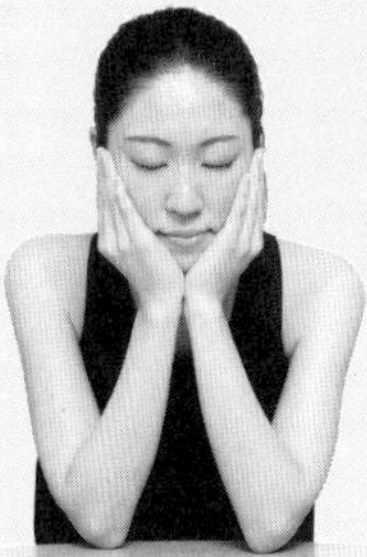

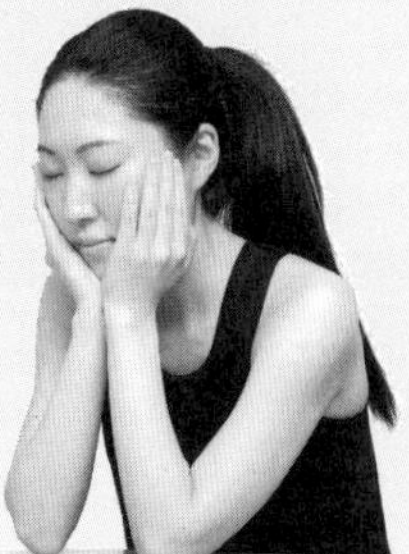

首①

9. 頭蓋骨の持ち上げ回旋

C

E

首の左右の回旋可動域を改善するストレッチです。持ち上げることで、他動運動と同じような効果が得られます。このストレッチにより、硬膜《こうまく》(脳脊髄を含んでいる硬い膜)の動きもよくなります。

● 頭だけを抜くようなイメージで回す
● 小指は外す
● 首と一緒に体もねじってよい

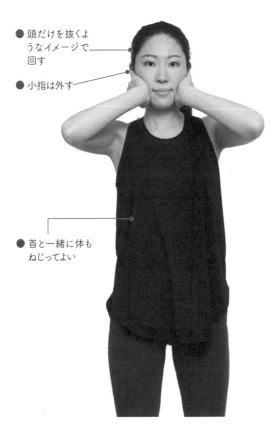

1. 両手で頭を持ち上げる

2. そのままゆっくり左右に回す

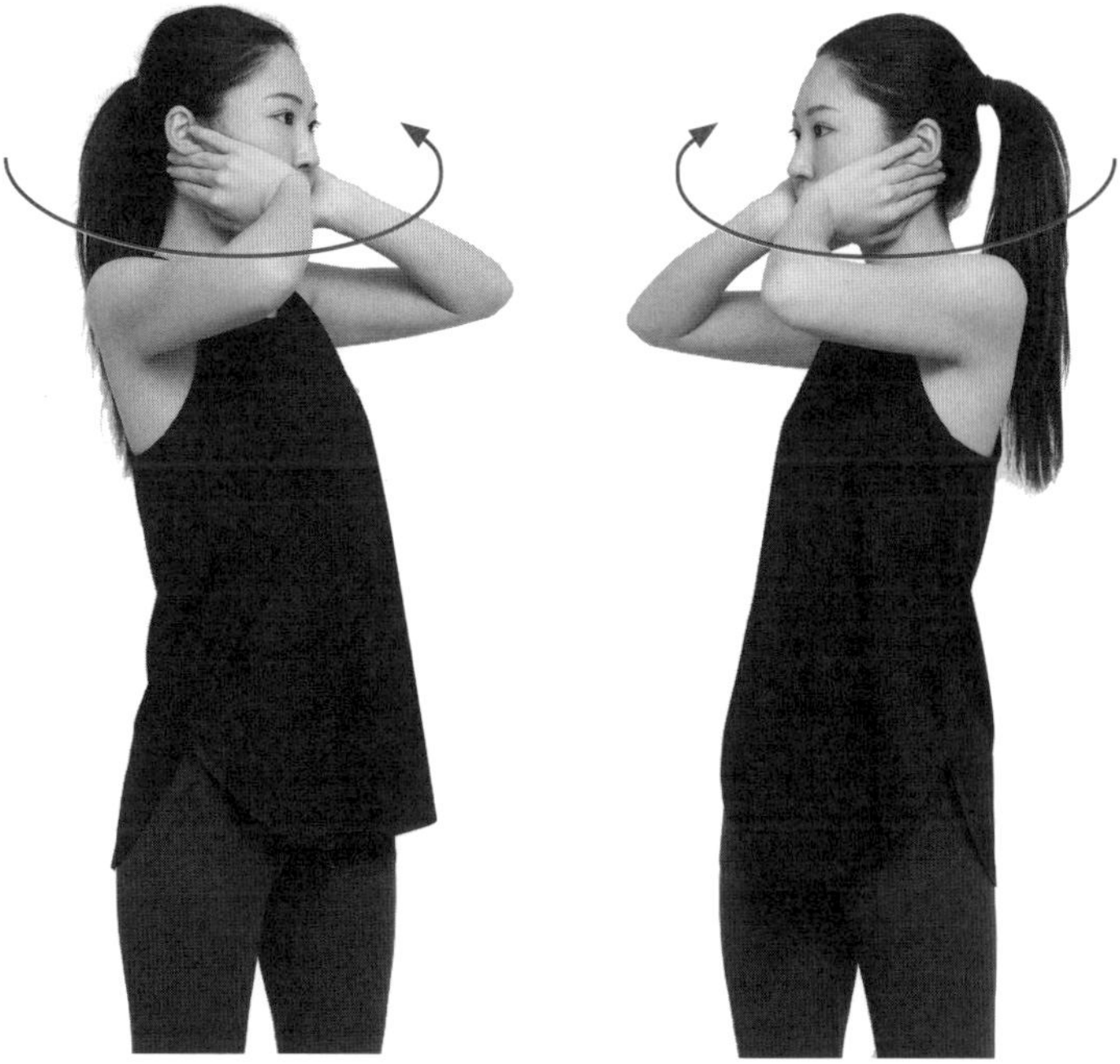

POINT

後ろを振り向くとき、首から上だけを動かす人が多いですが、首だけをねじると、負荷が大きくなってしまいます。腰から背骨全体を一緒にねじりましょう。

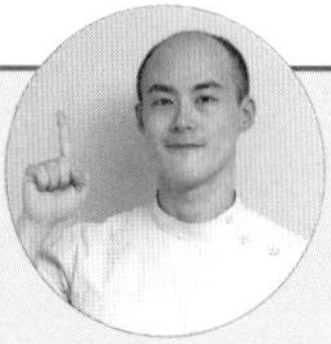

ムラマサ先生

首②

10. 首プッシュ回旋

A

C

首の前傾を改善するためのストレッチです。握った手で首の横を後方に押しながら首を左右に動かします。手を当てておくと、前に傾いた首が伸びた状態で動かせます。首周りの血流が促されます。

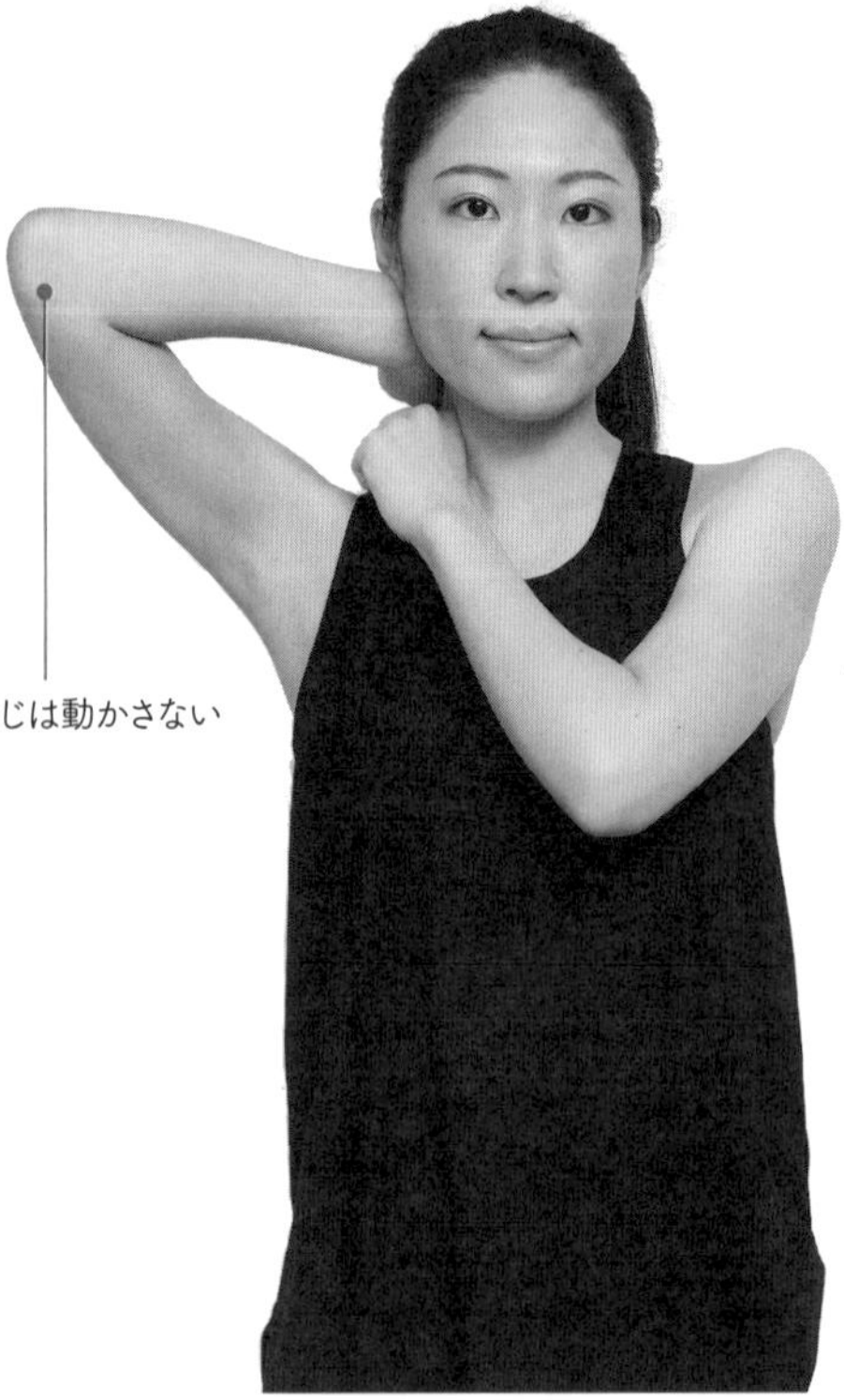

● ひじは動かさない

1. 両手を軽く握り、重ねるようにして首の右側を押さえる

※横から見たところ

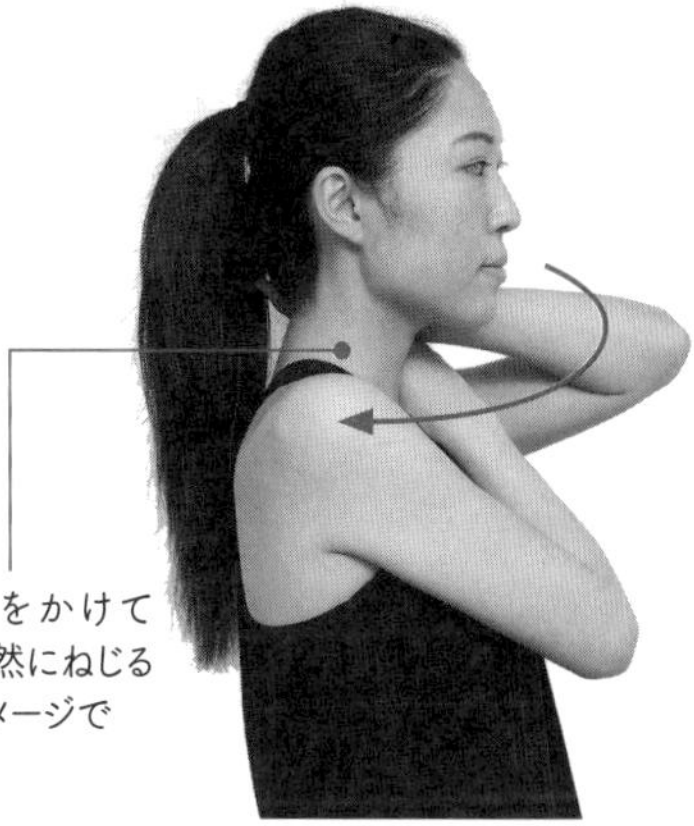
●圧をかけて
自然にねじる
イメージで

2. 軽く後ろに押しながら、首を左右に動かす

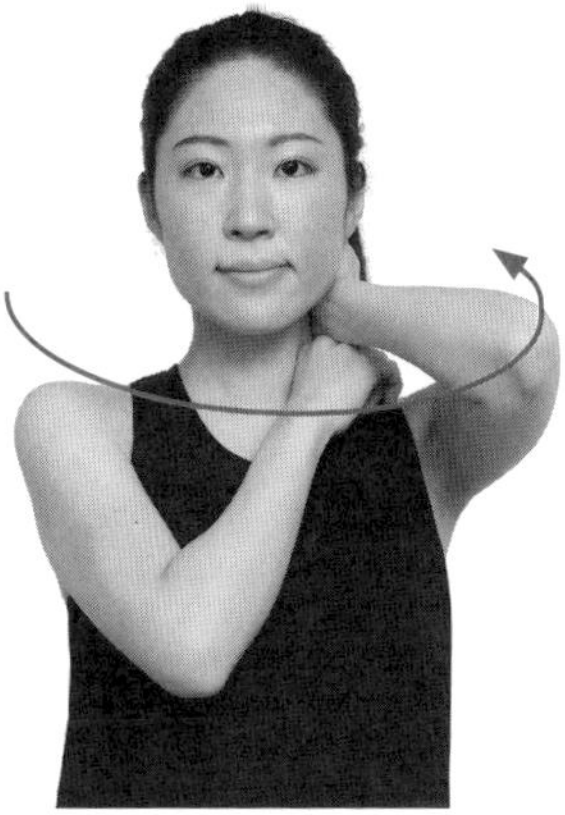

3. 首の左側を押さえて、同様に首を左右に動かす

POINT

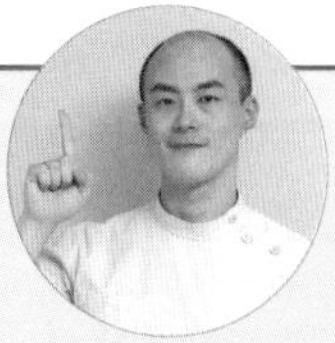

ムラマサ先生

手は自然に握り、片方の手は反対側の首の根本あたりに当て、もう片方の手はあごのラインにつける感じで行いましょう。

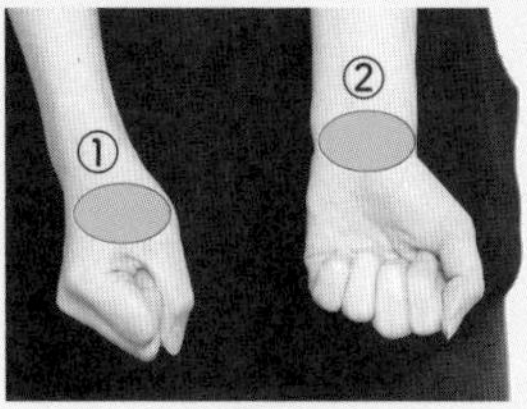
①
②

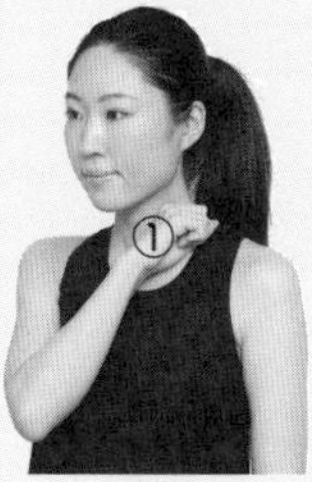
①

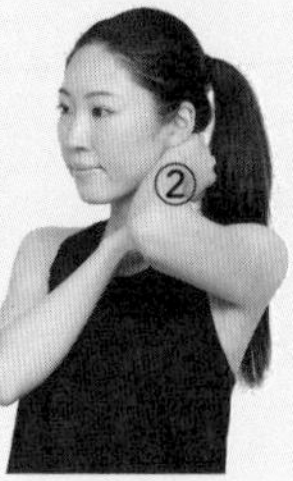
②

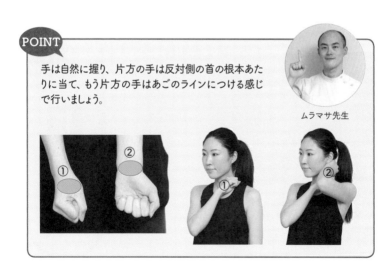

胸①

11. 胸肋《きょうろく》回旋ストレッチ

F

上半身をひねるときの土台となる胸椎の動きをスムーズにするストレッチ。幅が広いので、上と下に分けて行います。背中が丸くなると肋骨は下がり、広がりやすくなってしまいます。片側の胸肋関節を反対側の掌底で押さえ、体を左右に動かすと、胸が解放されます。

[上側を行うとき]

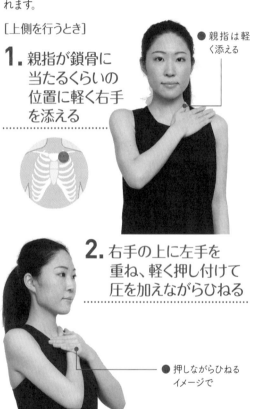

1. 親指が鎖骨に当たるくらいの位置に軽く右手を添える

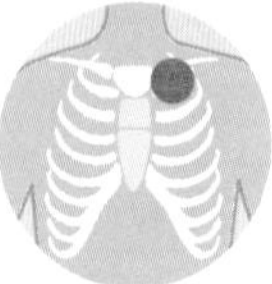

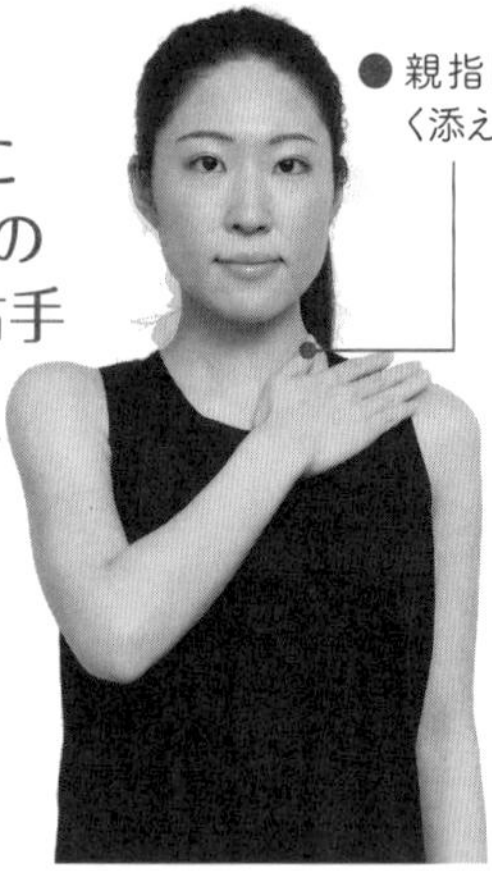

● 親指は軽く添える

2. 右手の上に左手を重ね、軽く押し付けて圧を加えながらひねる

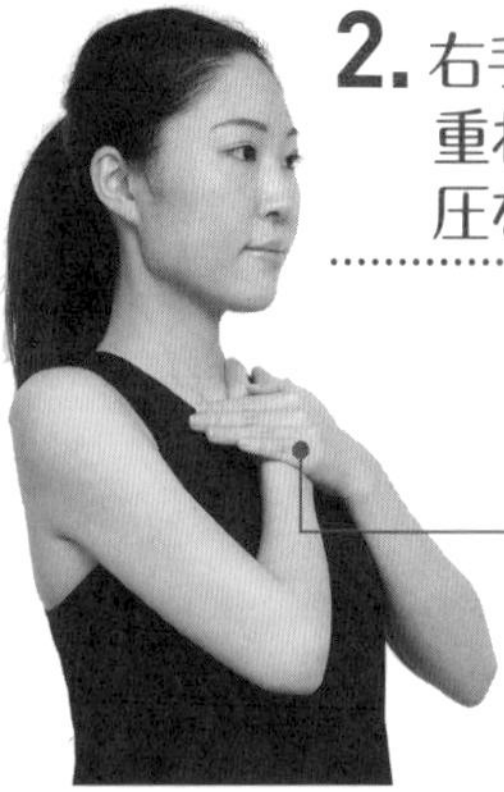

● 押しながらひねるイメージで

3. 反対側も同様に行う

［下側を行うとき］

1. 肋骨の一番下あたりの位置に軽く右手を添える

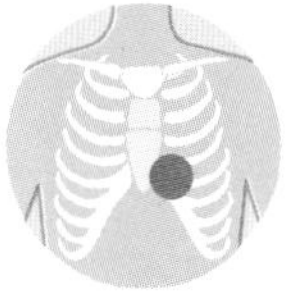

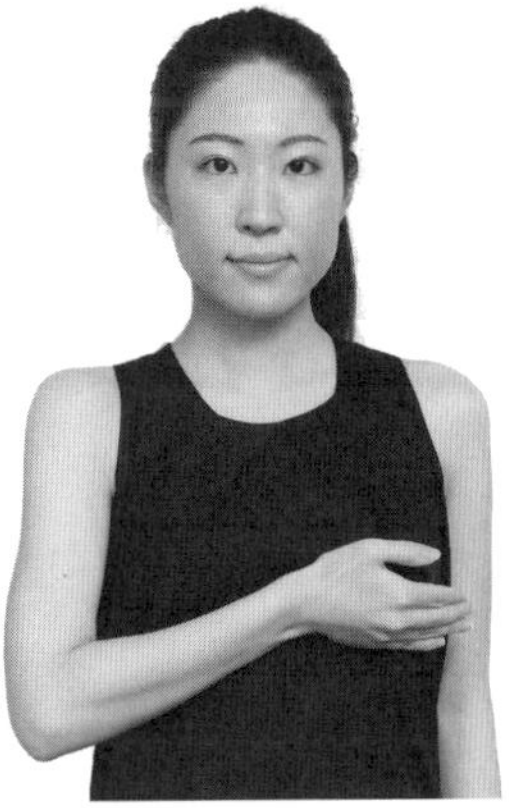

2. 右手の上に左手を重ね、軽く押し付けて圧を加えながらひねる

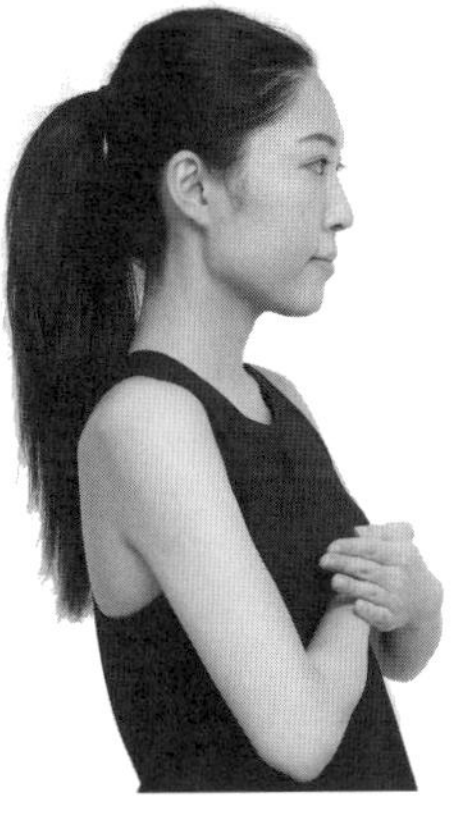

POINT

胸肋《きょうろく》関節とは？

胸肋関節は「胸骨」と「肋骨」で構成される関節で、肋軟骨でつながっています。呼吸のときにも重要な役割を果たしています。

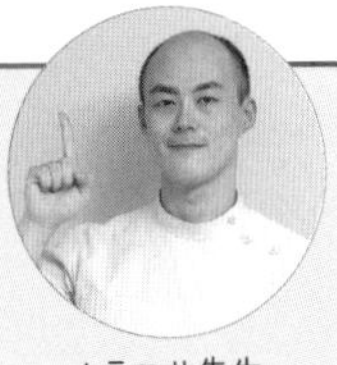

ムラマサ先生

胸②

12. 胸筋つかみストレッチ

F

胸筋をつかんだ状態で軽く圧をかけながら腕を回すと、ほぐれてきます。脇の胸筋は肩甲骨につながっているため、ほぐすことで肩甲骨が動きやすくなり、肩の緊張も解けるのです。

● 背筋はまっすぐ伸ばして

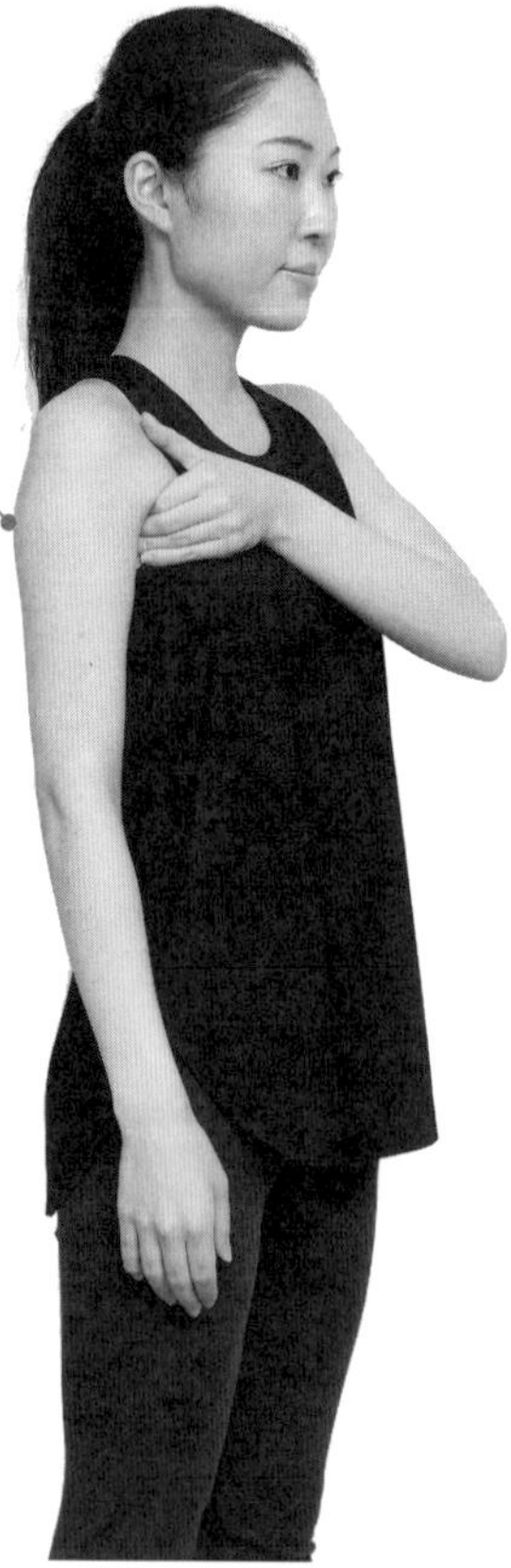

1. わきの下から奥まで手を入れて、反対側の胸筋を深くつかむ

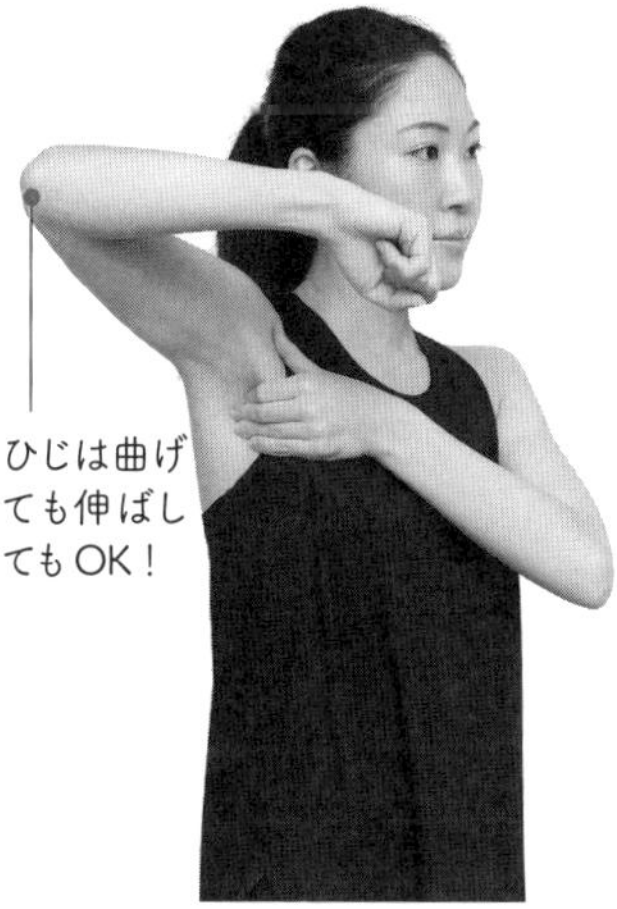
ひじは曲げても伸ばしても OK！

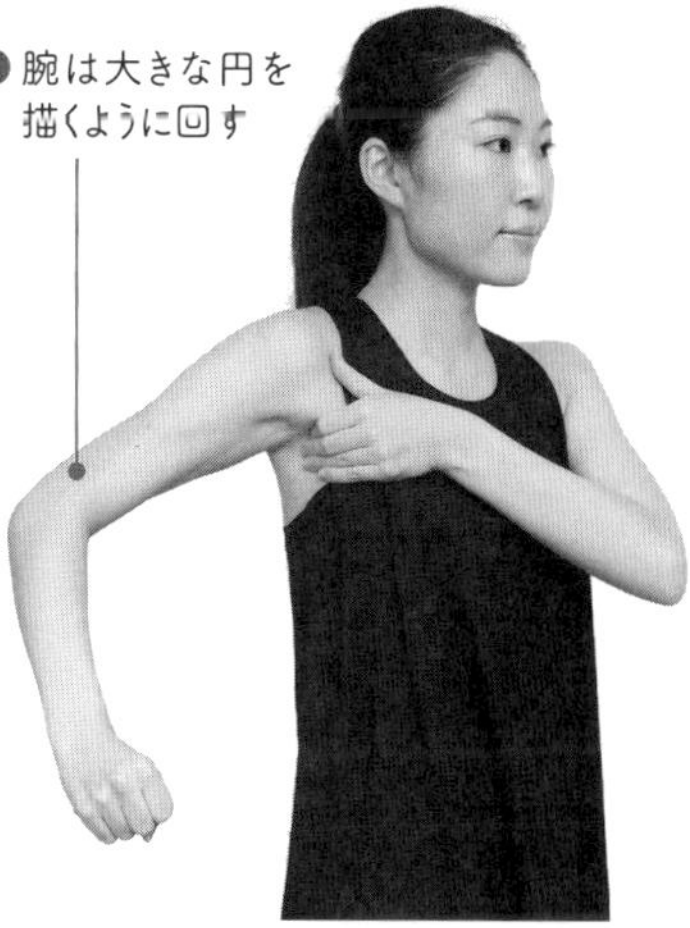
腕は大きな円を描くように回す

2. そのまま腕をゆっくりぐるぐる前後に 10 回くらい回す

3. 反対側も同様に行う

POINT

指先でつまむのではなく、親指以外の 4 本の指の腹全体で胸筋を深くつかみましょう。

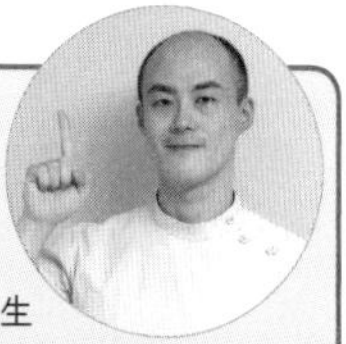

ムラマサ先生

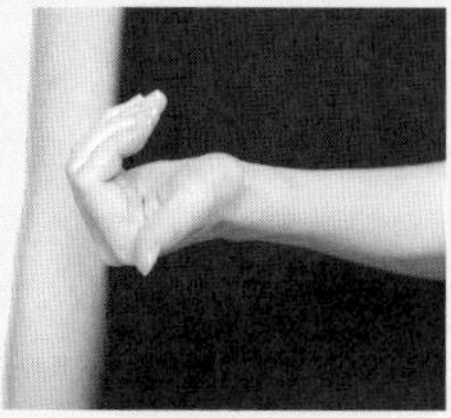

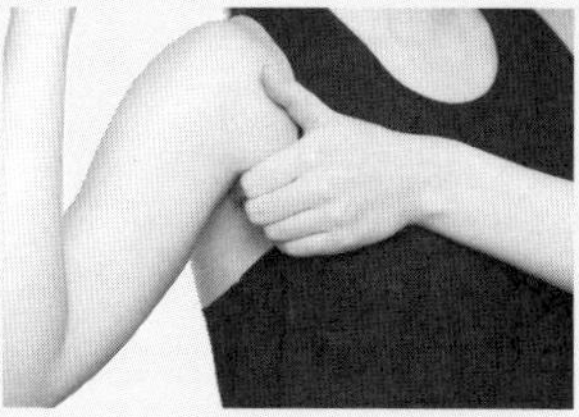

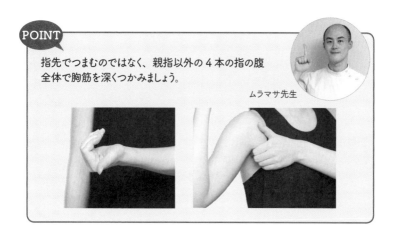

肩甲骨①

13. 杖を使ったわきの下のストレッチ

※杖は市販（100円ショップなど）の安価なもので構いません。
または、ご自宅にある棒状のもので代用してもOKです。

C

100円ショップなどで売っている杖を使って、わき（肩甲骨）の下を刺激し、肩甲骨と上腕の間の筋肉（下側）をほぐします。杖の持ち手部分に、四つ折りにして厚くしたタオルなどを置いて、わきの下をしっかり保護してください。

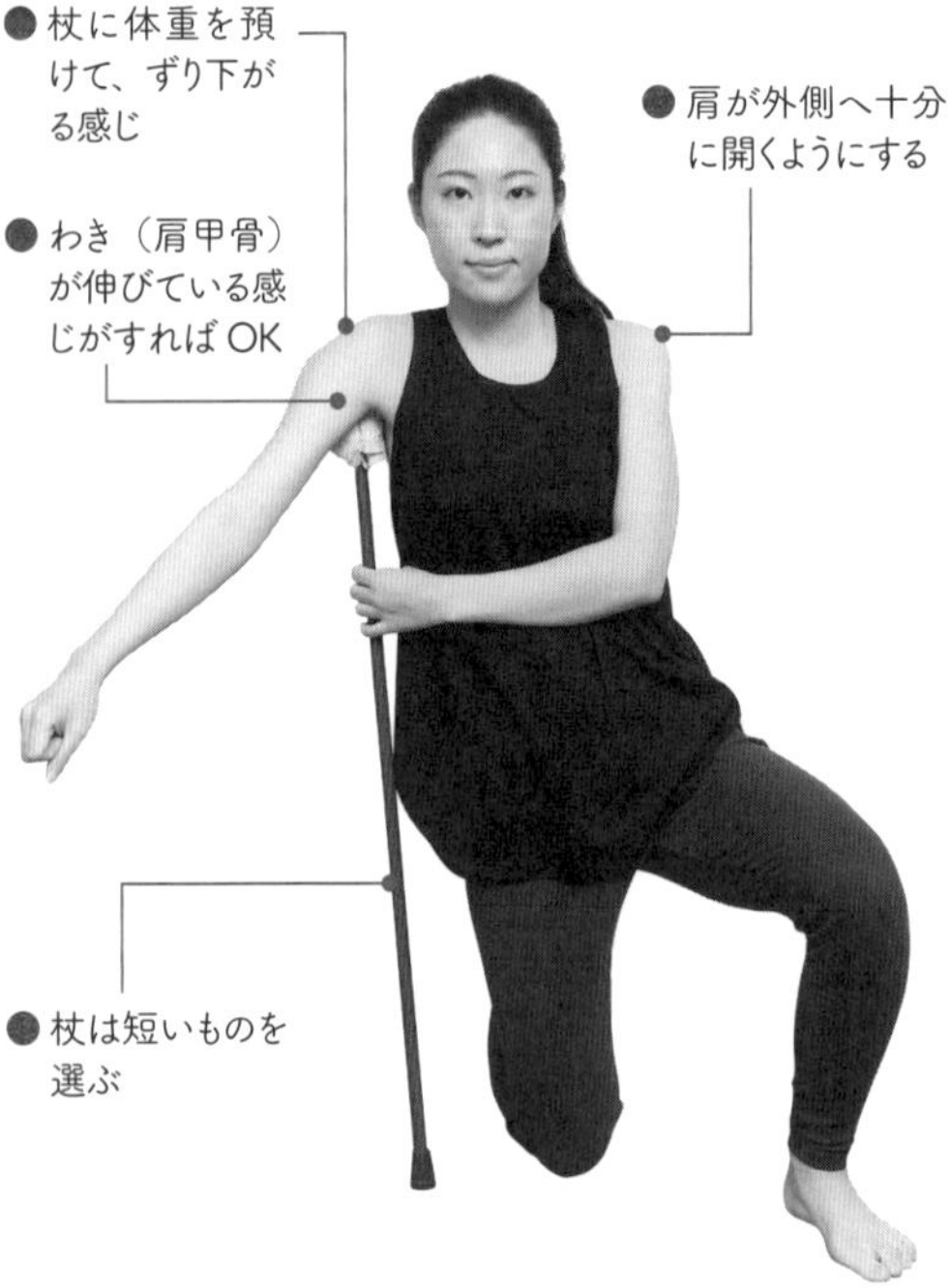

●杖に体重を預けて、ずり下がる感じ
●わき（肩甲骨）が伸びている感じがすればOK
●肩が外側へ十分に開くようにする
●杖は短いものを選ぶ

1. 片方のひざをつき、杖の持ち手部分にわきの下を乗せ、もたれるように体幹を下げる

当てる場所は肩甲骨と腕の付け根

※杖を当てる場所は、脇のくぼみではなく、その後ろの肩甲骨の付け根になるよう意識してください。

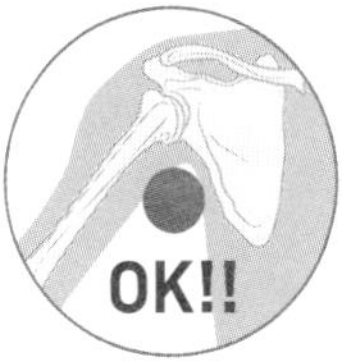

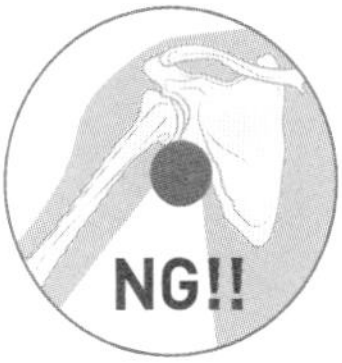

※横から見たところ

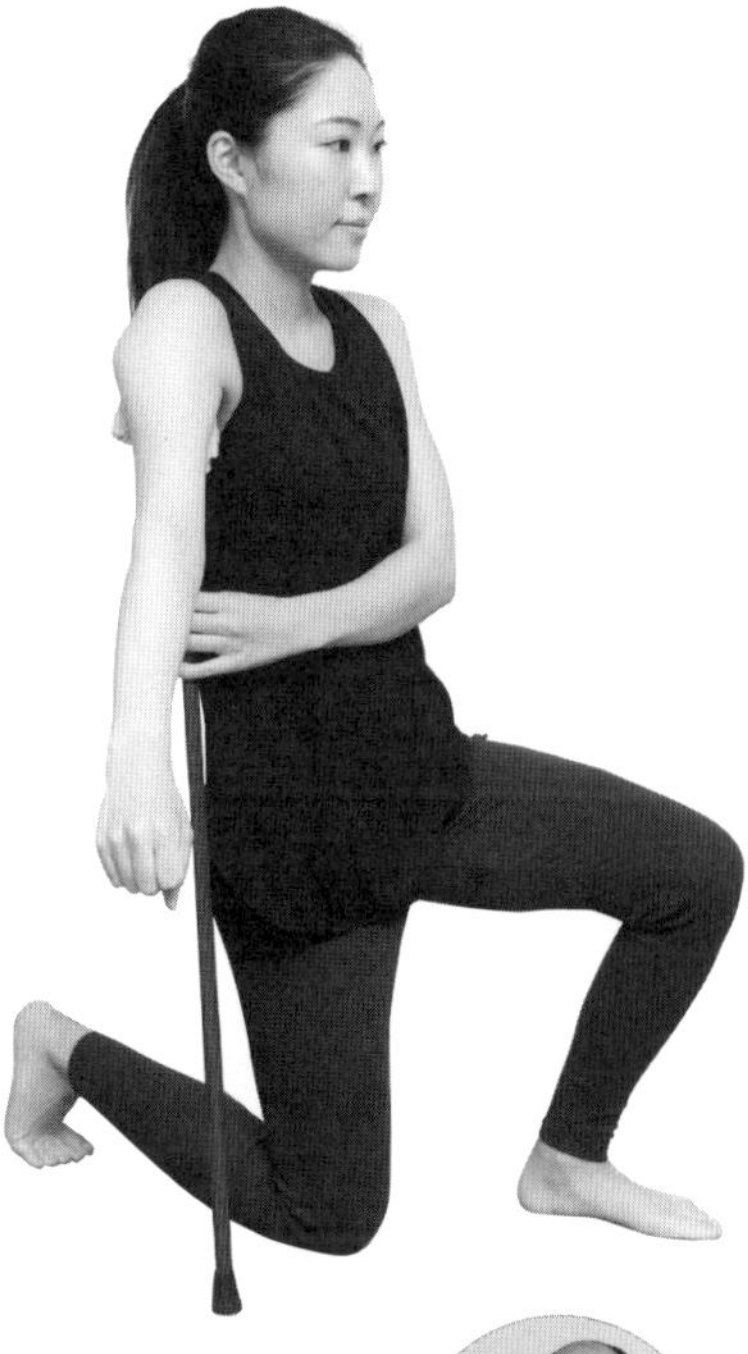

POINT

わきのくぼみには神経の束（腕神経叢）があり、強く圧迫されるとしびれを誘発することがあり危険です。

そのため、持ち手に四つ折りにして厚くしたタオルなどを置いて、直接当たらないようにしましょう。

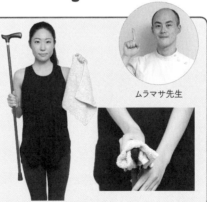

ムラマサ先生

肩甲骨②

14. 杖を使った肩甲骨のストレッチ

C

これも杖を使ったストレッチで、肩甲骨を開きます。しっかり胸を張ることで、肩甲骨が自然に開き、ほぐされます。ブルース・リーが映画で見せた棒術やヌンチャクさばきのように、リズミカルに行うと雰囲気が出ます。

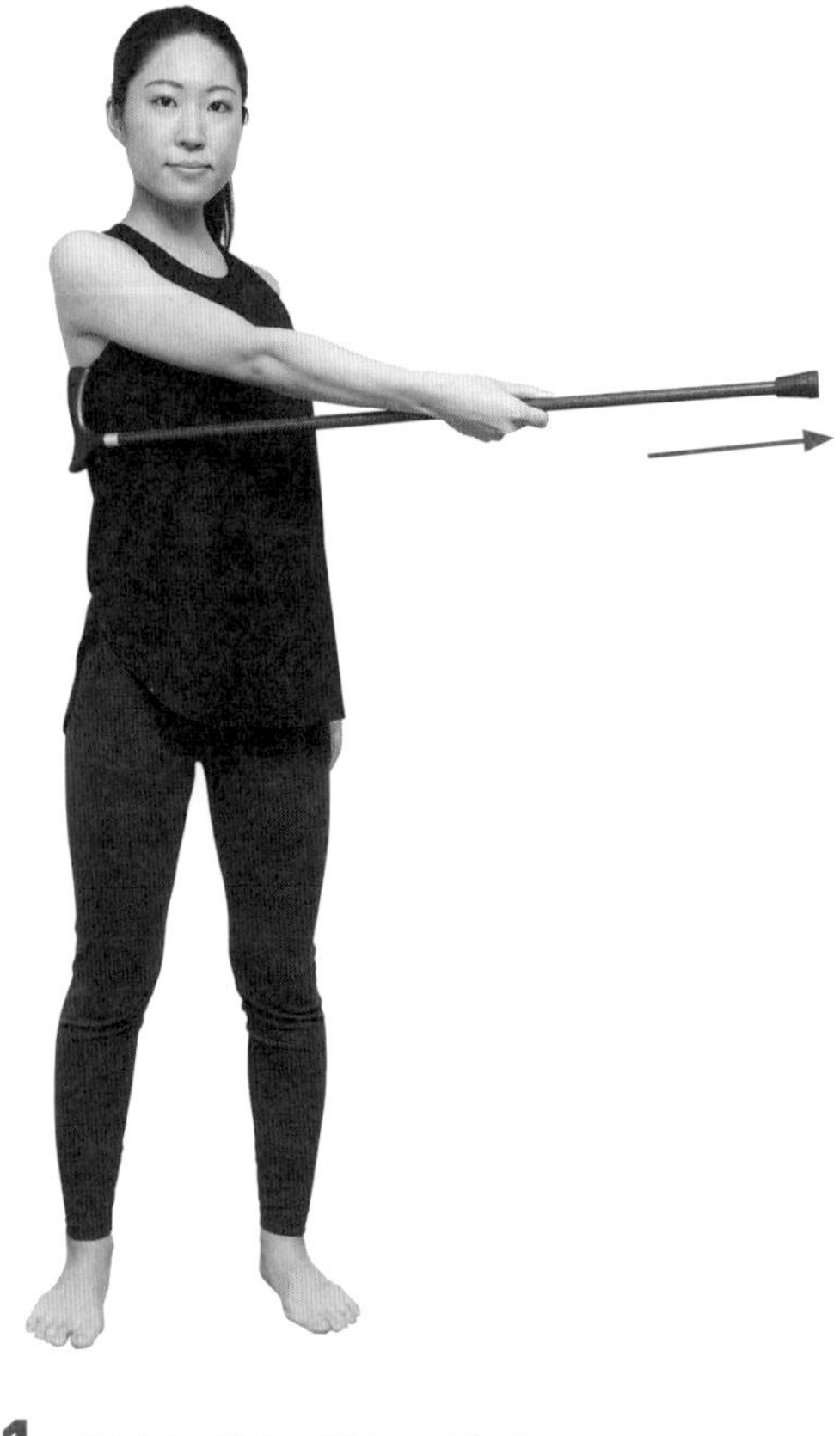

1. 足を肩幅に開いて立ち、
杖の真ん中あたりを持つ

最初はわきを締めず、腕を反対側へと突き出す。

2. 前腕を水平にしてひじをわきにつけ、回旋運動をする

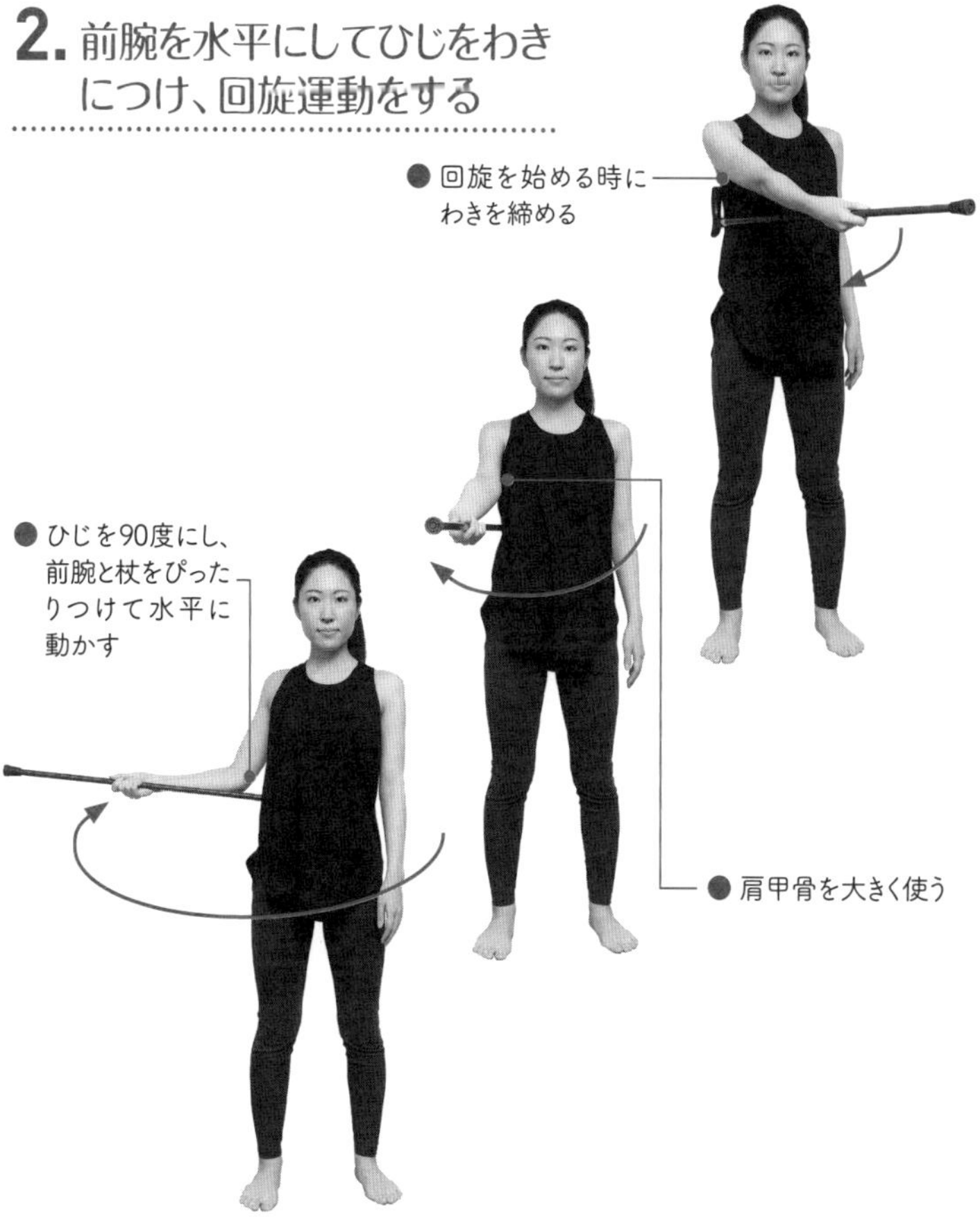
● 回旋を始める時にわきを締める
● ひじを90度にし、前腕と杖をぴったりつけて水平に動かす
● 肩甲骨を大きく使う

POINT

全身運動を意識して、大きく円を描くように動かしましょう。杖がぶつかると危険なので、必ず周りにものがないか確認してから行ってください。

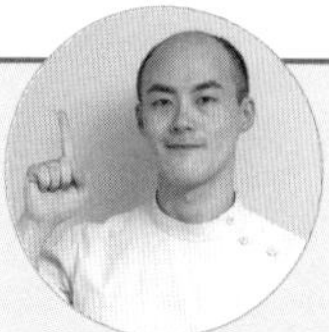

ムラマサ先生

骨盤①

15. 杖を使ったお腹のストレッチ

F

ストレートネックや猫背の人の中には、首や肩だけでなく内臓も硬い人が多くいます。外側ばかりでなく内側もほぐしましょう。内臓のこわばりをゆるめると、首や肩もほぐれます。やりすぎはよくないので、自然な範囲でやさしく行ってください。

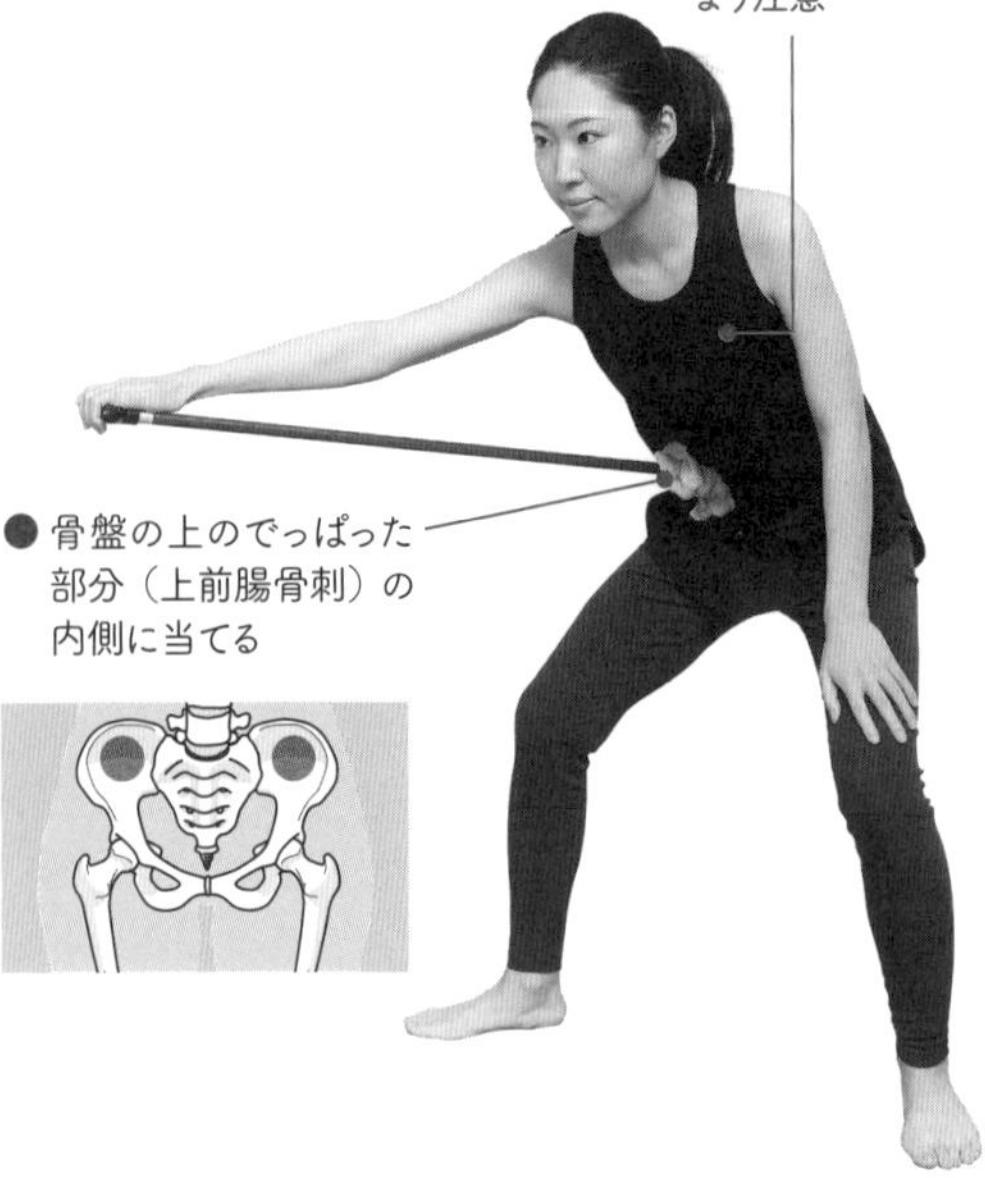

● 肋骨に当たらないよう注意
● 骨盤の上のでっぱった部分（上前腸骨刺）の内側に当てる

1. 足を開いて中腰になり、上前腸骨刺の内側に、杖の先を4つ折りタオルに挟んで当てる

2. 杖を前方に突き出して持ち手を持ち、ゆっくり体を前に倒す

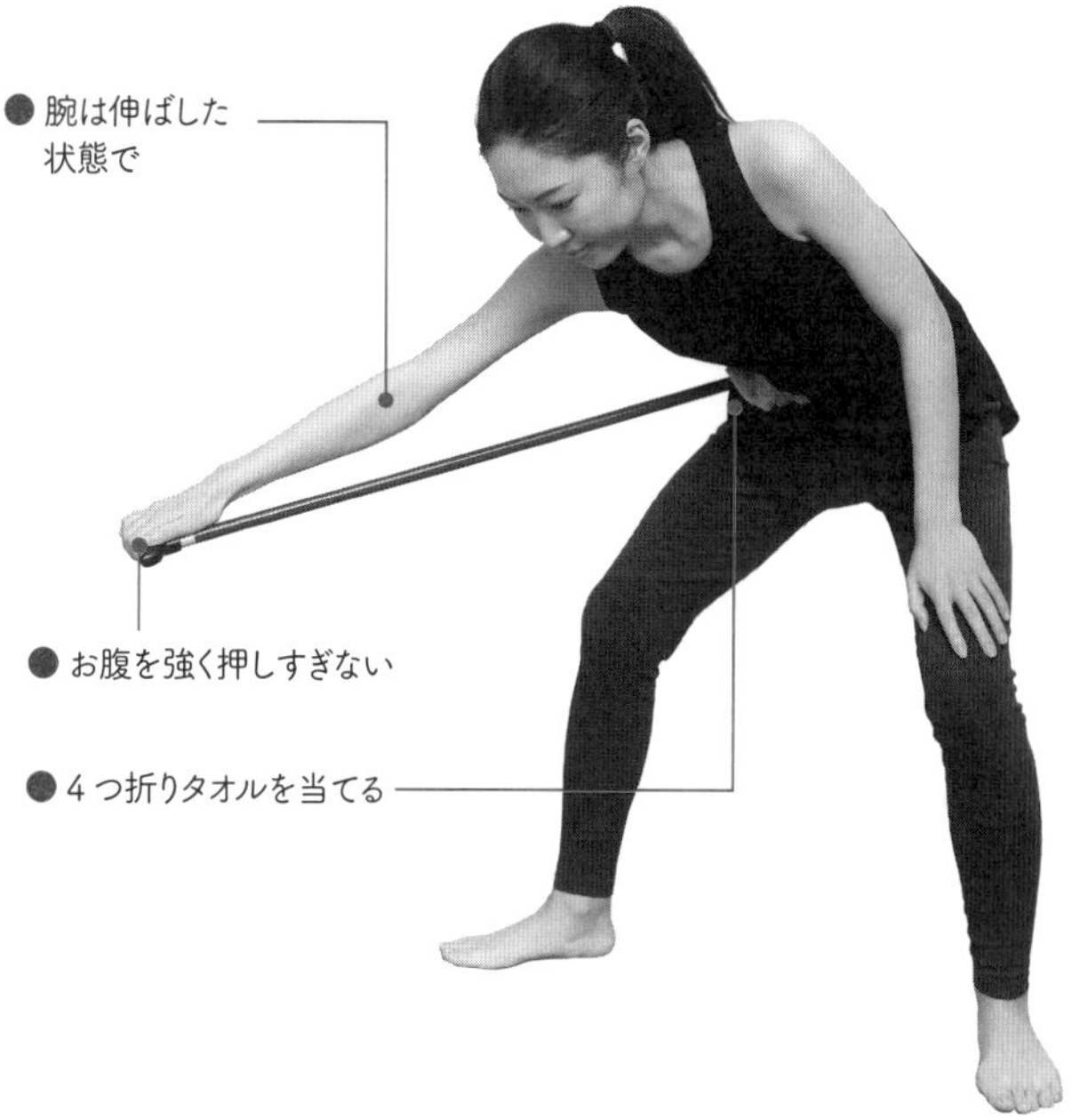
腕は伸ばした
状態で
お腹を強く押しすぎない
4つ折りタオルを当てる

POINT

杖の先を骨盤の上の肉に食い込ませ、軽く乗せるイメージで。大腸に近い位置になるため、便秘解消にも効果があります。くれぐれも肋骨に当たらないよう、気をつけてくださいね！

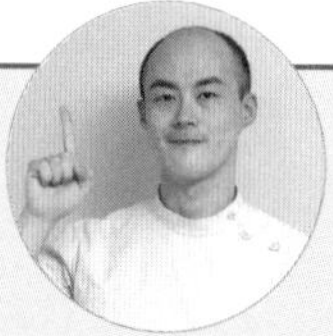

ムラマサ先生

骨盤②

16. 杖を使った脇腹のストレッチ

F

骨盤の特徴的な丸みをつくっているのが「腸骨稜《ちょうこつりょう》」と呼ばれる部位です。腸骨稜は、骨盤の中でも特に多くの筋肉・筋膜が付着していて、こわばりが生じやすい部位でもあります。

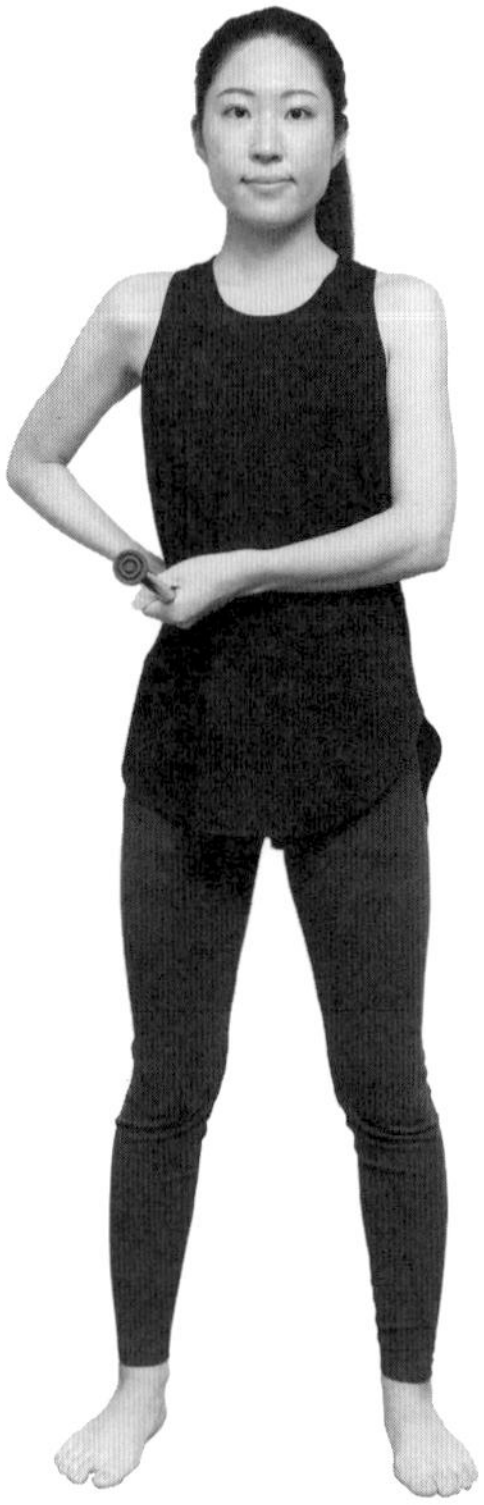

1. 肩幅に足を開いて立ち、杖の中央あたりを脇腹の横に押し付ける

2. 腸骨稜のすぐ上を杖の柄で押しながら、体を左右に回す

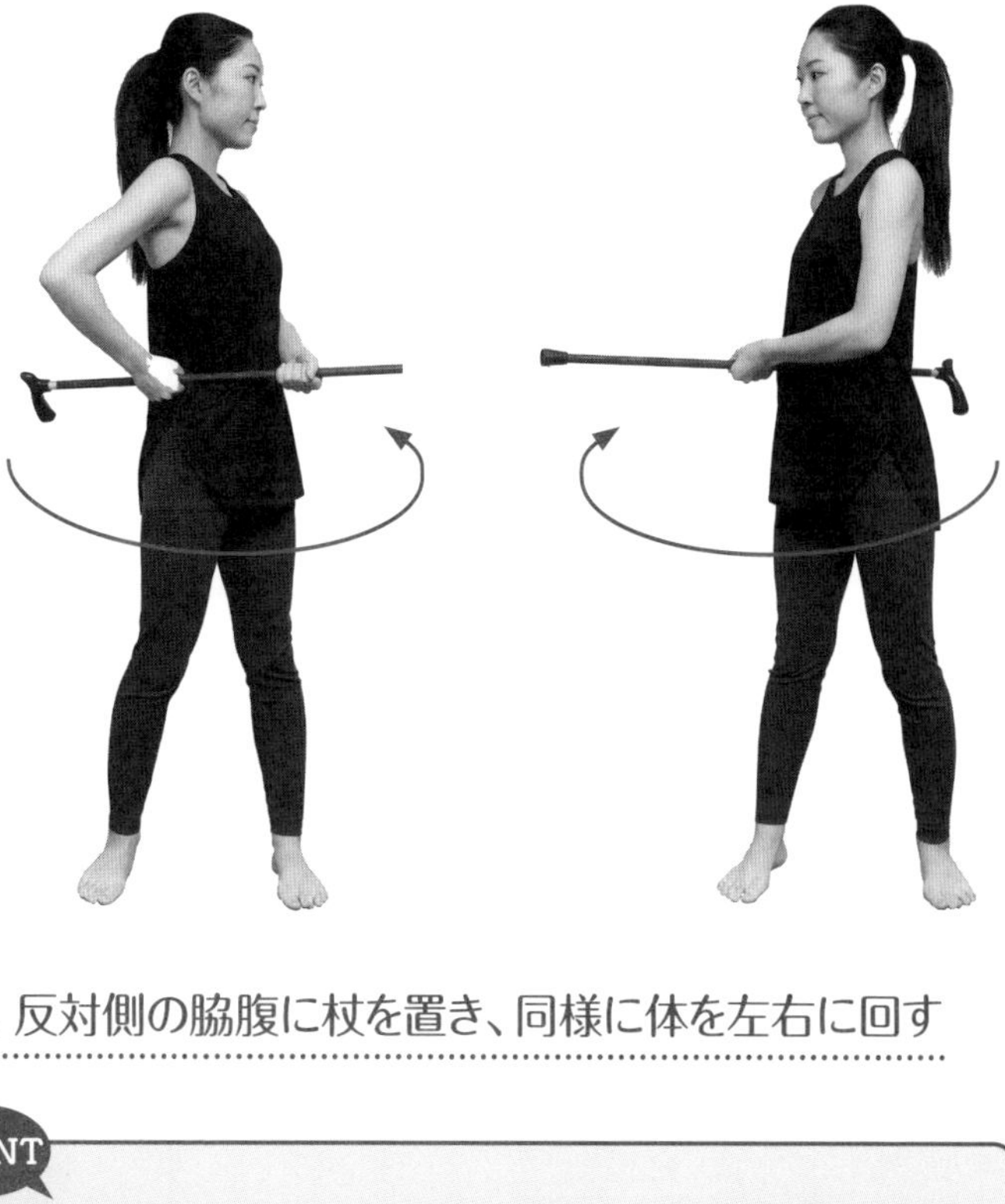

3. 反対側の脇腹に杖を置き、同様に体を左右に回す

POINT

腸骨稜とは？

ウエストを両手で包み、そのまま手を下におろしていくと硬い骨に当たります。この骨が腸骨稜です。

腸骨稜と肋骨の間が「腰のくびれ」にあたり、この部分に杖の中央あたりを当てるイメージで。

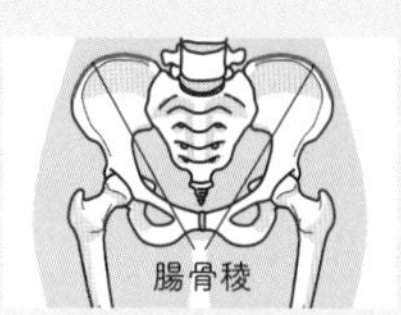

骨盤③

17. イスを使った恥骨回旋ストレッチ

F

恥骨を矯正するストレッチです。女性は特に産後に恥骨の歪みが大きくなっている可能性が高く、全身のバランスも崩れやすくなります。恥骨を整えると、下腹部のむくみや骨盤の歪みを解消する効果があります。デリケートな場所なので、やさしいセルフケアを心がけましょう。

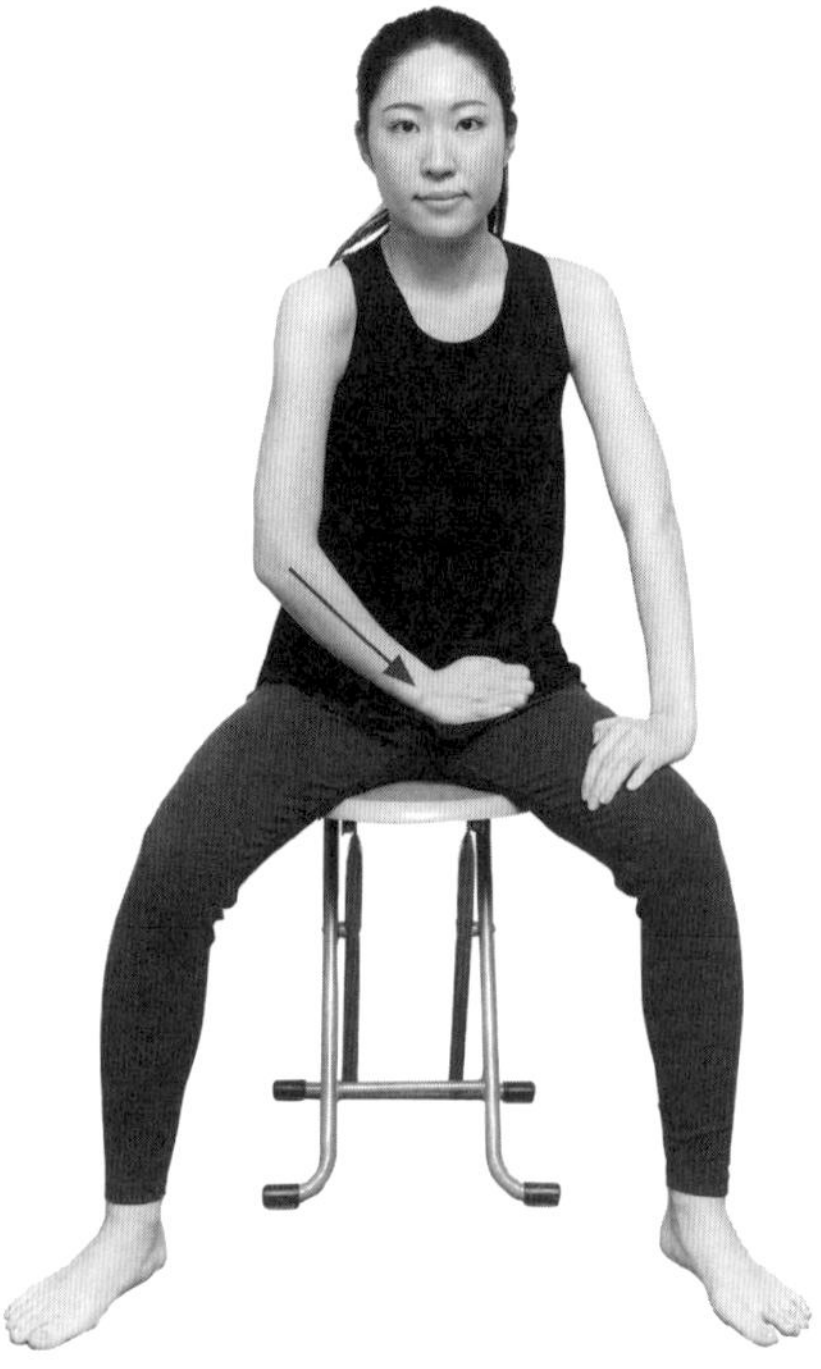

1. イスに座った状態で、
片側の恥骨枝前面に反対側の掌底を当てる

2. そのまま体をひねるようにやさしく押し込む

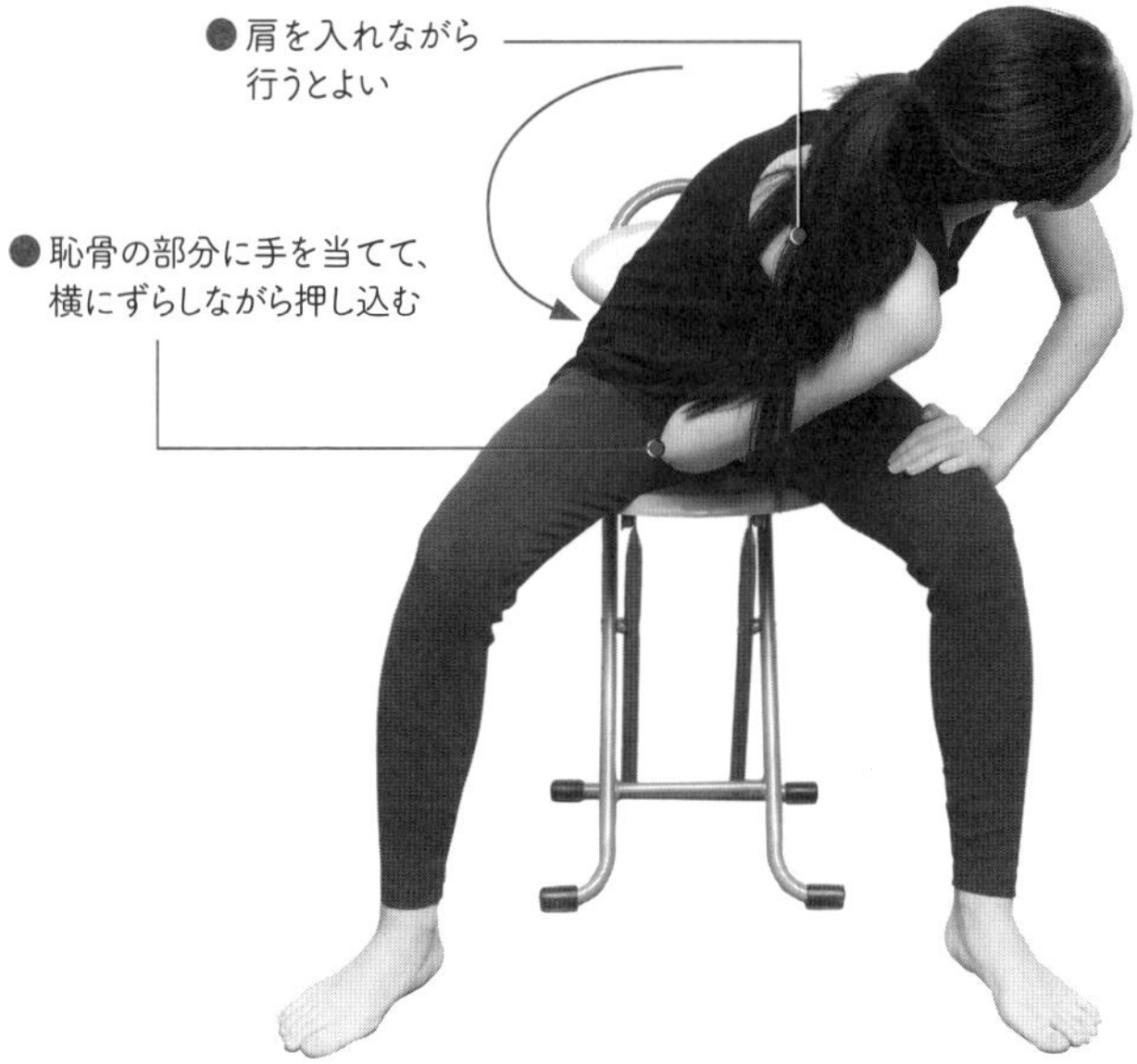
●肩を入れながら
行うとよい
●恥骨の部分に手を当てて、
横にずらしながら押し込む

POINT

恥骨の位置はどこ？

おへその下に親指を置いて、軽く圧をかけながら指を下に下ろしていくと、指に当たるのが恥骨です。

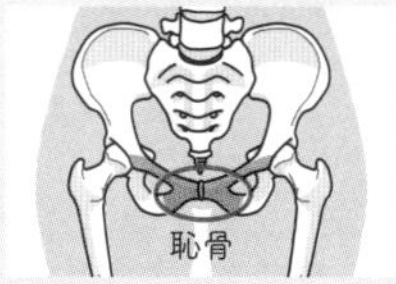
恥骨

骨盤④

18. 仙骨ブロック

D

100円ショップなどで売っている発泡スチロールのブロックを使って、仙骨を整えるストレッチです。

● 辞書にタオルを巻くなどで代用してもOK

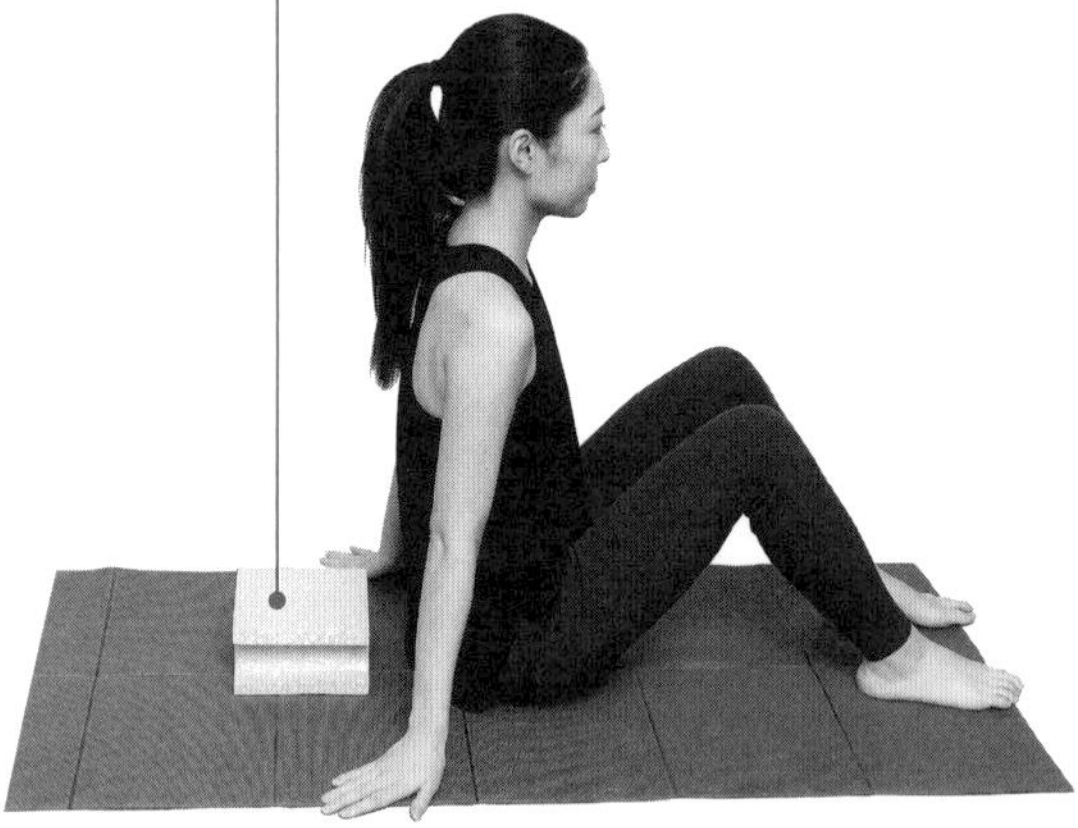

1. マットを敷いて、発泡スチロールのブロックなどを置き、その前に座る（ベッド・布団の上でもOK）

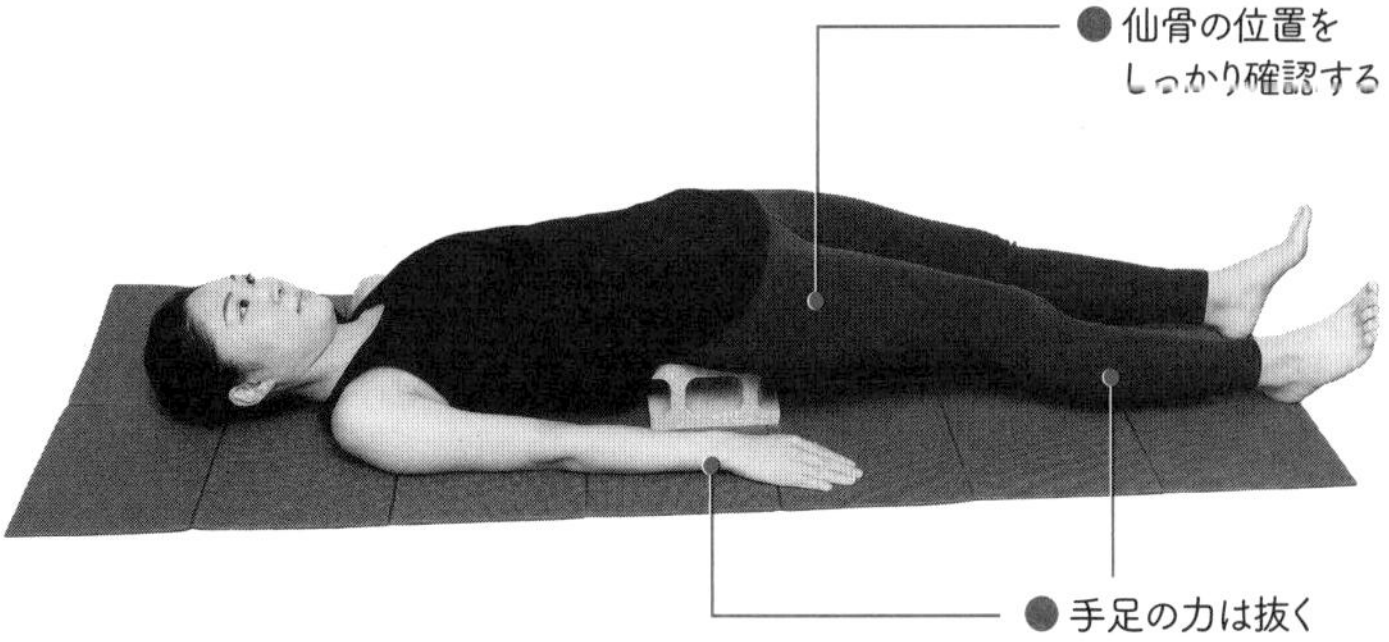
仙骨の位置を
しっかり確認する
手足の力は抜く

2. 仙骨の下に発泡スチロールのブロックが当たるようにして、仰向けに寝る

3. この姿勢で5分くらいリラックスした状態を保つ

POINT

床に直接仰向けになるのではなく、マットや布団などを敷いて、少し体が沈むようにしてください。

仙骨の下に置くものは、辞書にタオルを巻くなどして代用してもいいですが、やわらかすぎないものを。頭に何か置いたほうが楽なら、頭の下に腕を置いてもよいでしょう。

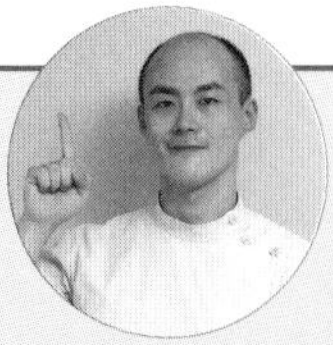

ムラマサ先生

股関節①

19. 杖を使った股関節前面ストレッチ

D

股関節の前面をゆるめるストレッチです。股関節周りは全身の中でも、ストレッチがもれやすい部位です。全身のほかの部位がやわらかくなったときに硬い部位が残っていると、ギャップで自律神経に乱れが出ることもあります。細部まで行い、バランスを整えましょう。

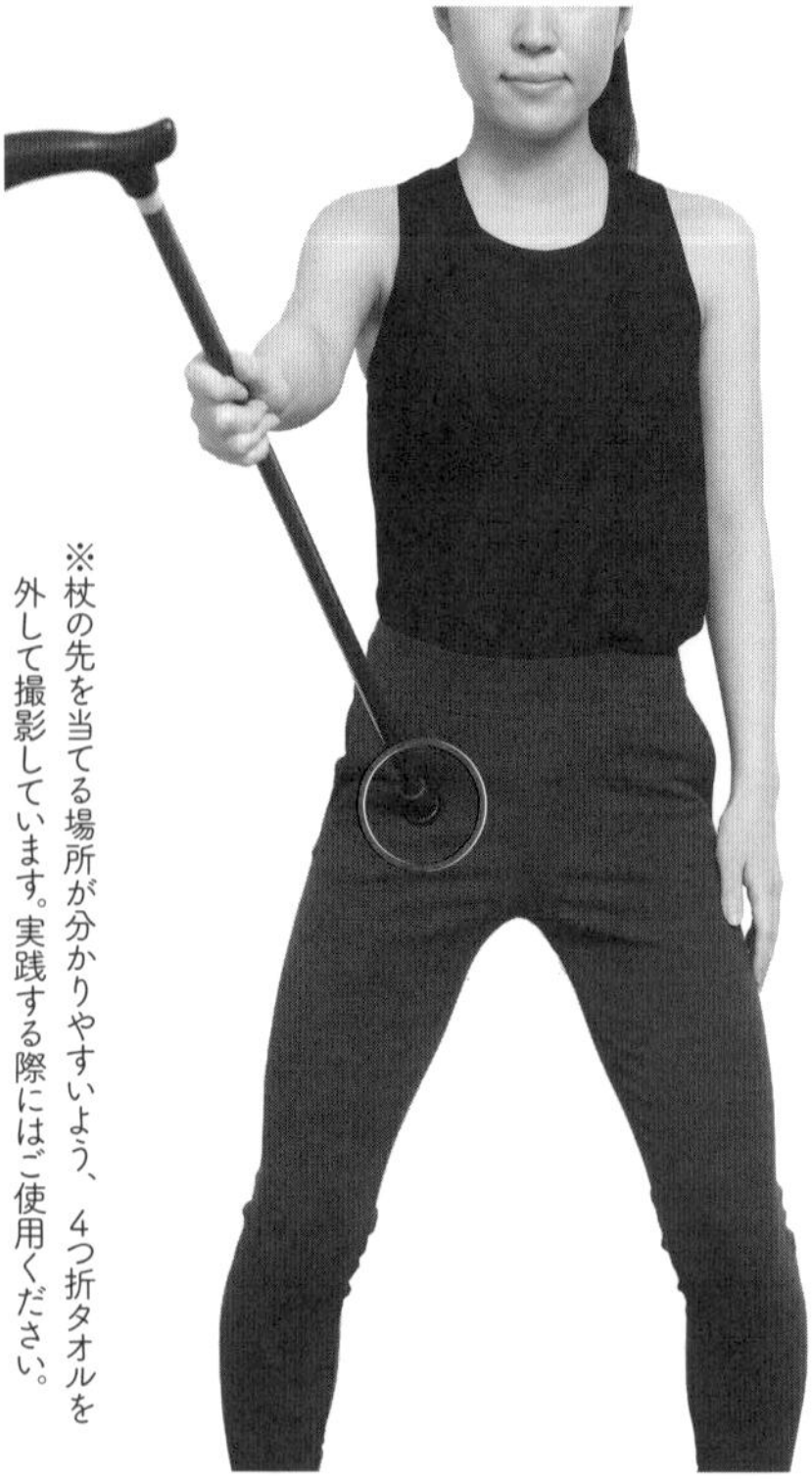

※杖の先を当てる場所が分かりやすいよう、4つ折タオルを外して撮影しています。実践する際にはご使用ください。

1. 足を開いて立ち、ゆるめる側の股関節の前面に杖の先端を当てる
※4つ折タオルを使用

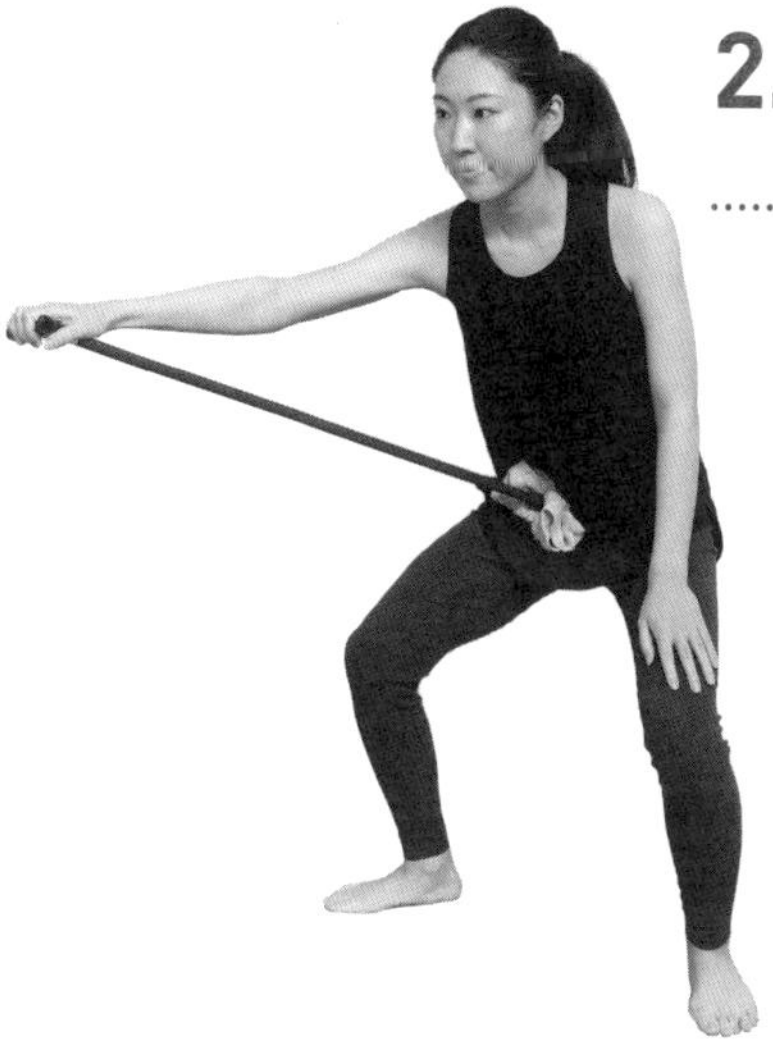

2. 前に伸ばした側の手で杖の持ち手を持つ

3. 反対の足に重心を移し、体を前に倒す

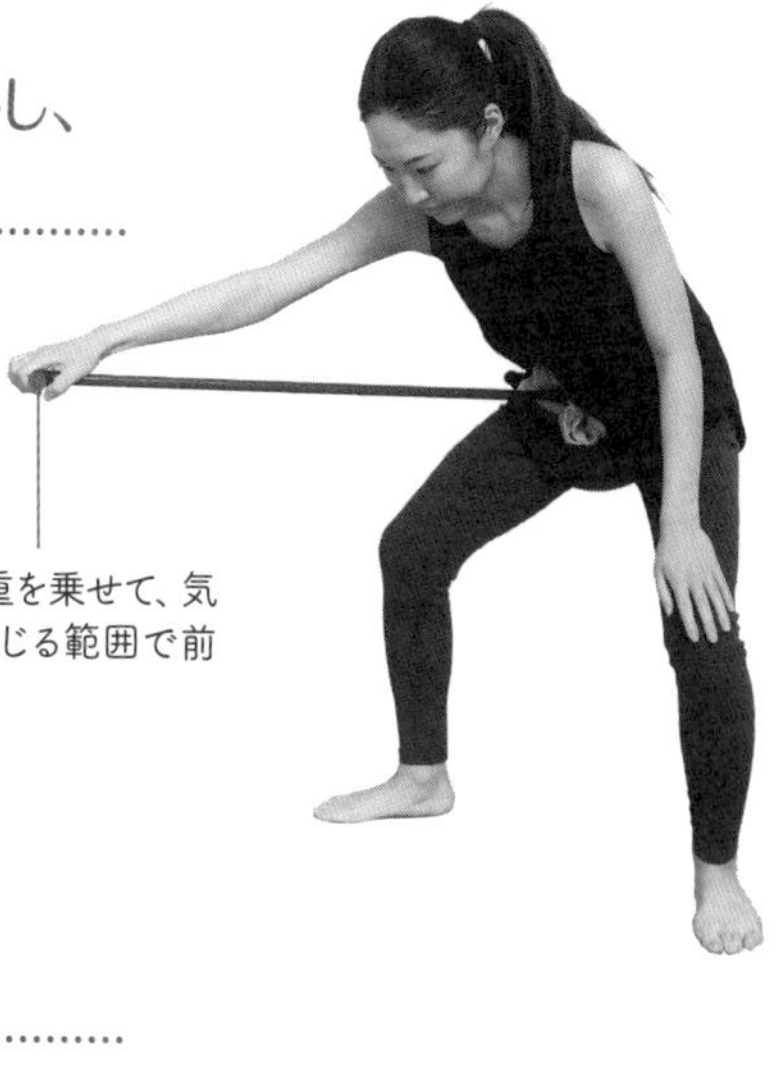

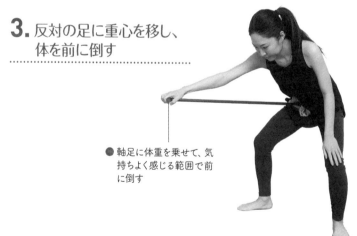

● 軸足に体重を乗せて、気持ちよく感じる範囲で前に倒す

4. 反対側も同様に行う

◎これを2〜3セット繰り返す

股関節②

20. 杖を使った股関節側面ストレッチ

D

股関節の側面をゆるめるストレッチです。股関節は球体の関節で、どの方向にも大きく動かすことができます。しかし、ストレートネックや猫背で常に前傾姿勢でいると、筋肉が固まって股関節の動きが制限されてしまいます。このストレッチで筋肉をほぐし、股関節の動きを本来の状態に戻しましょう。

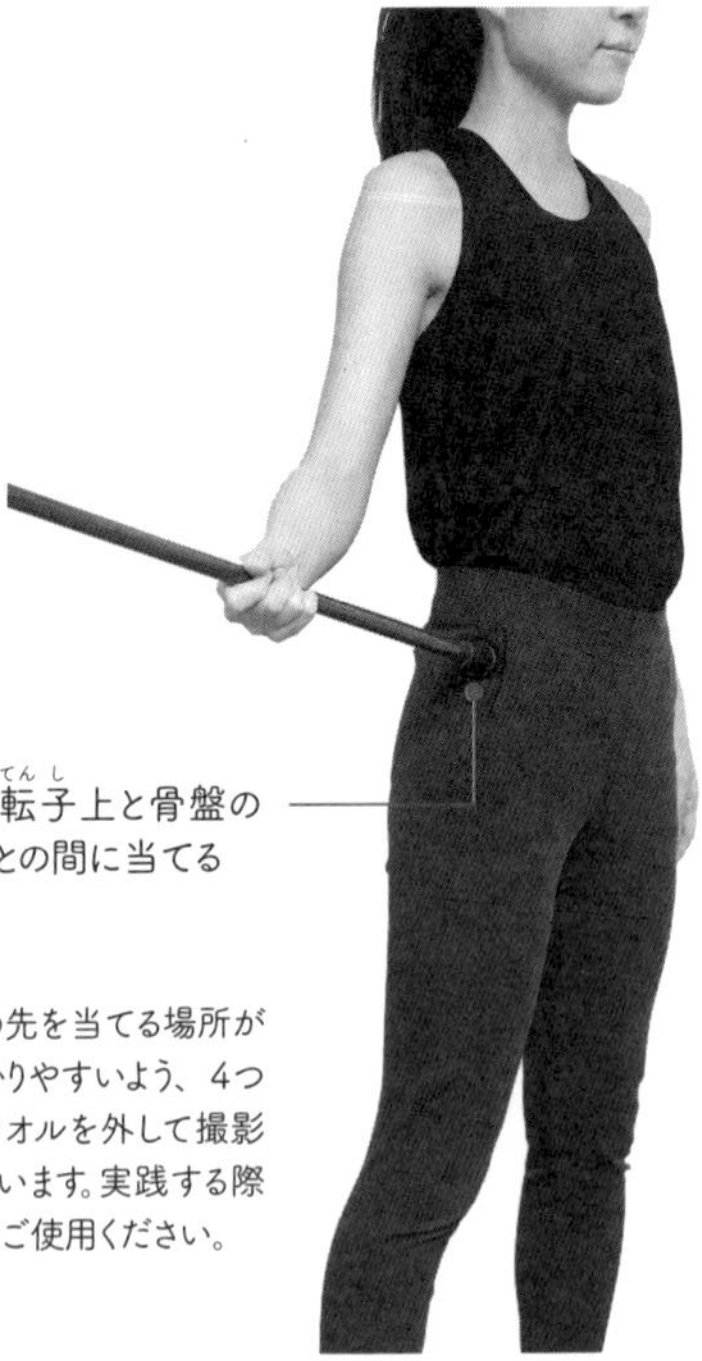

● 大転子《だいてんし》上と骨盤の縁との間に当てる

※杖の先を当てる場所が分かりやすいよう、4つ折タオルを外して撮影しています。実践する際にはご使用ください。

1. 足を開いて立ち、ゆるめる側の股関節の側面、大転子上に杖の先端を当てる

2. 前に伸ばした同側の手で杖の持ち手を持ち、反対側の足に重心を移して体を横に倒す

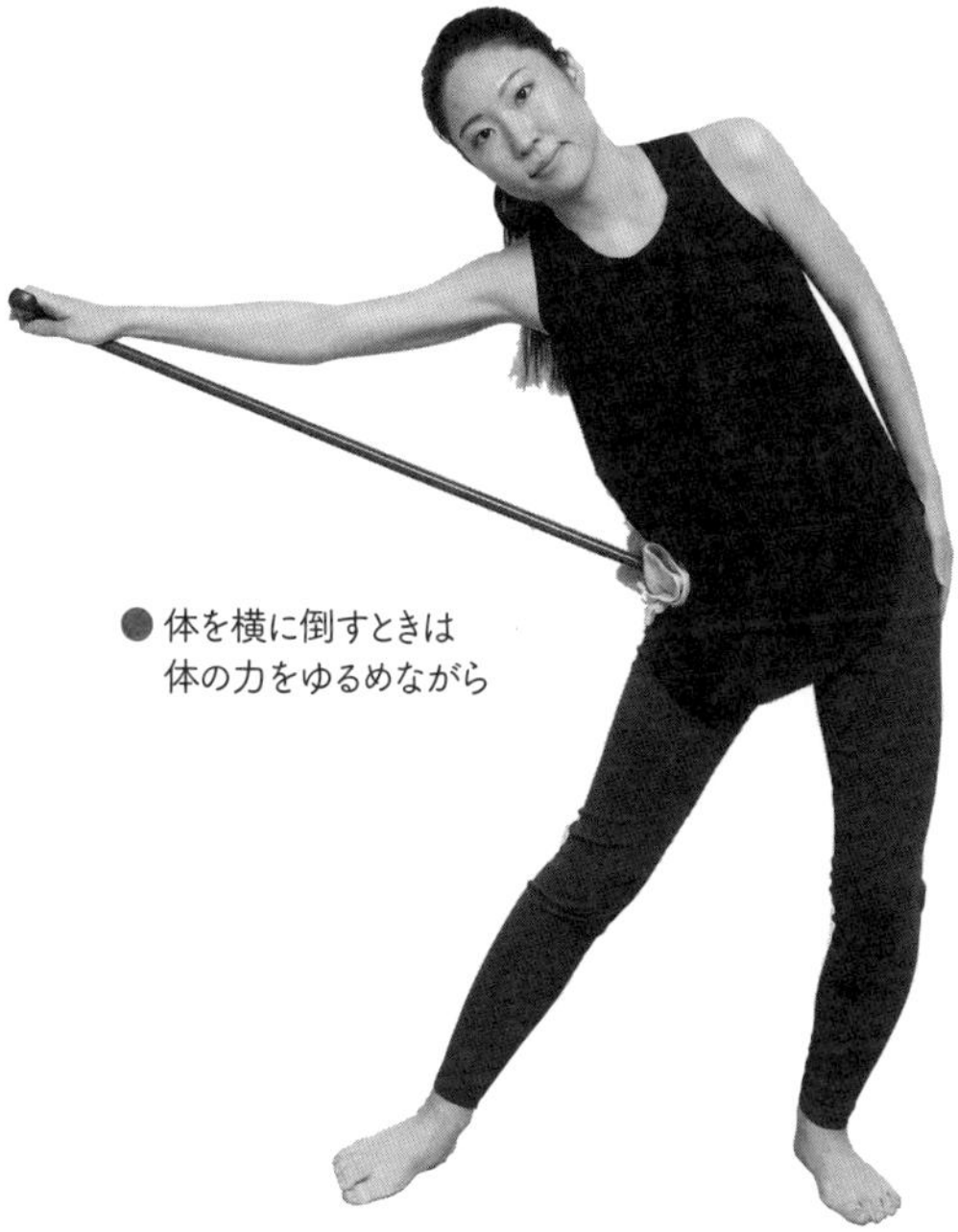
● 体を横に倒すときは
体の力をゆるめながら

3. 反対側も同様に行う

POINT

大転《だいてん》子《し》とは？

股関節の少し上に、大腿骨の一部である大転子があります。

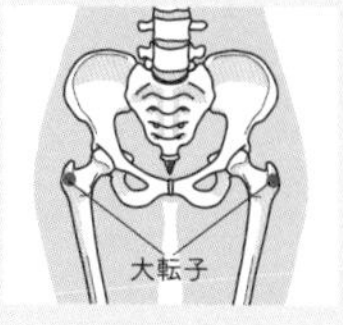
大転子

太もも①

21. 太もも側面ほぐし

D

太ももを手のひらでゆするようにして、ほぐしていきます。シンプルなストレッチですが、下半身で大きな力を発揮する太ももは日常から負荷がかかり、疲労がたまりやすい部位です。ほぐすことで血流もよくなり、老廃物が流れやすくなります。

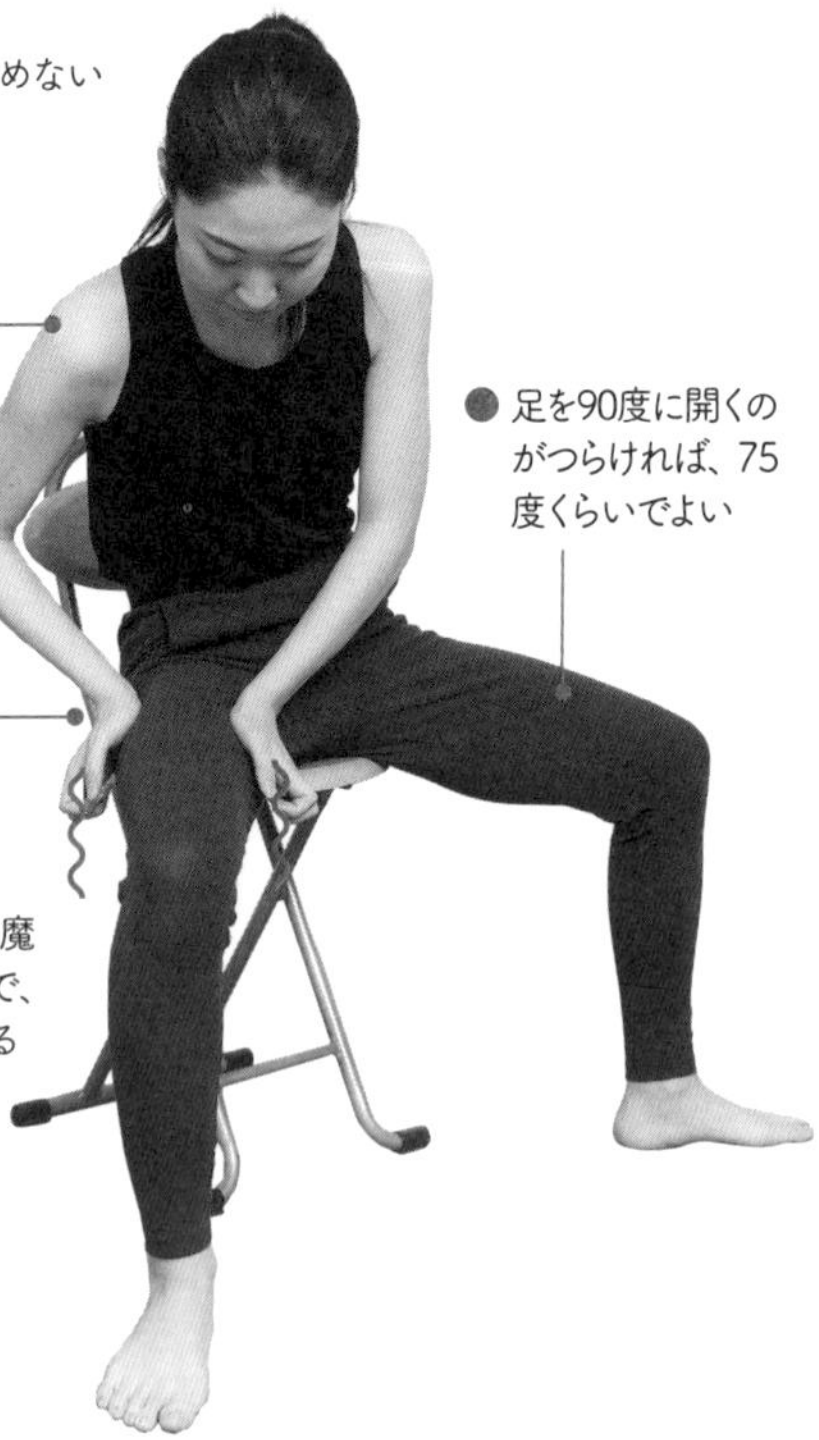

背中を丸めないように
足を90度に開くのがつらければ、75度くらいでよい
座面が邪魔になるので、浅めに座る

1. 椅子に座り、両足を約 90 度に開き、太ももの内側と外側を両手の掌底で上下にゆする

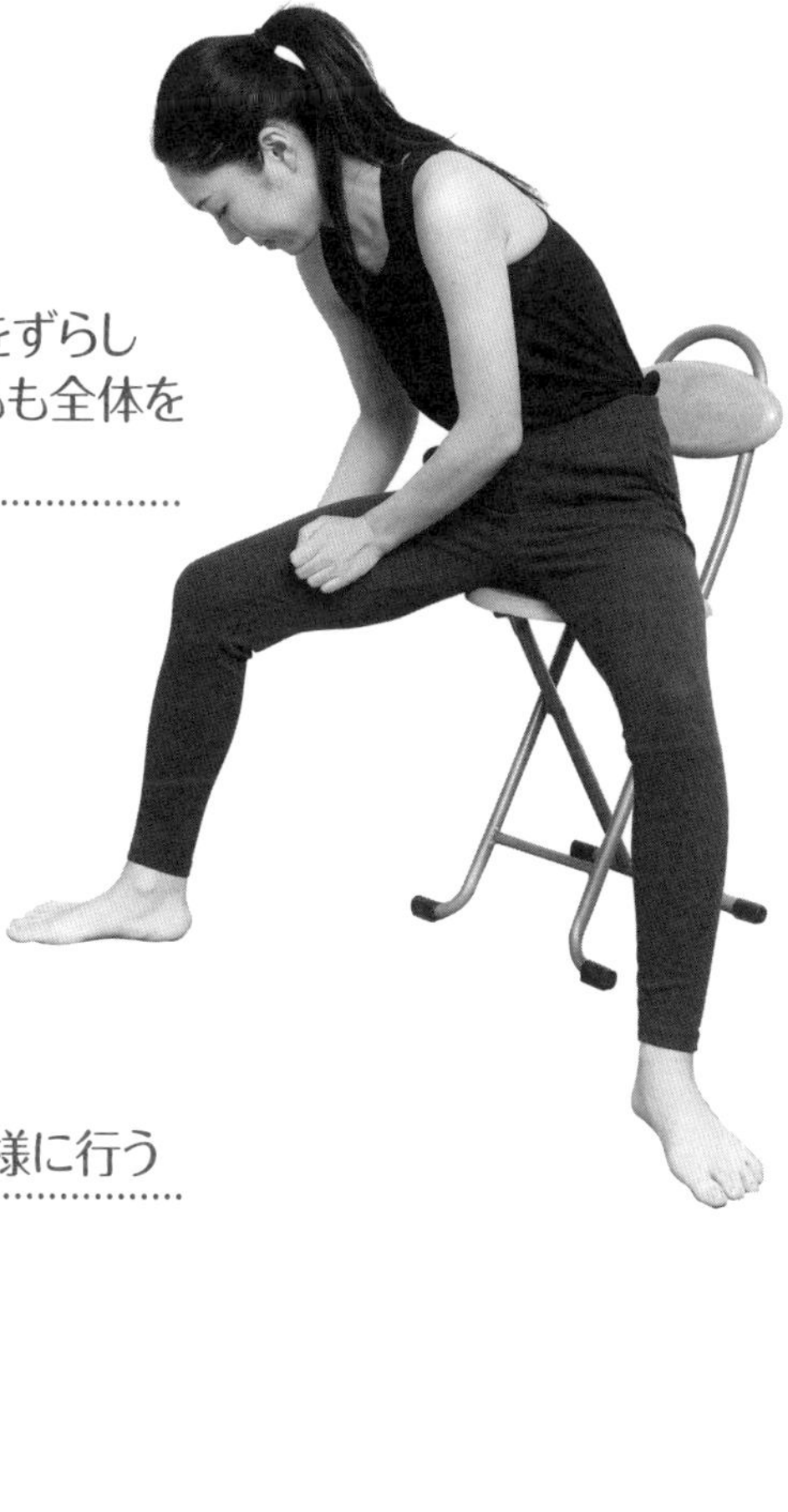

2. ゆする位置をずらしながら、太もも全体をほぐしていく

3. 反対側も同様に行う

POINT

太もも全体をほぐすイメージで

両手でゆする位置をずらしながら、太もも全体をほぐしていきます。太ももがイスから離れるように、浅めに腰掛けるようにしましょう。

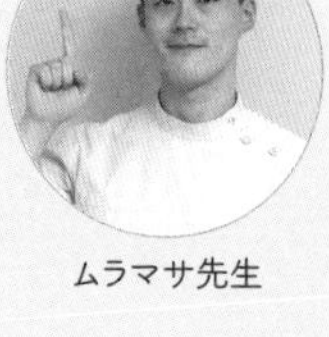

ムラマサ先生

太もも②

22. 内転筋トレーニング D

太ももの内側の内転筋が弱いとひざが曲がり重心が低くなるため、姿勢が悪くなってしまいます。なかなか使われにくい部位なので、意識してトレーニングしましょう。内転筋の筋力がつくと、歩くときに背筋が伸びてきれいな姿勢になり、O脚の予防にもなります。

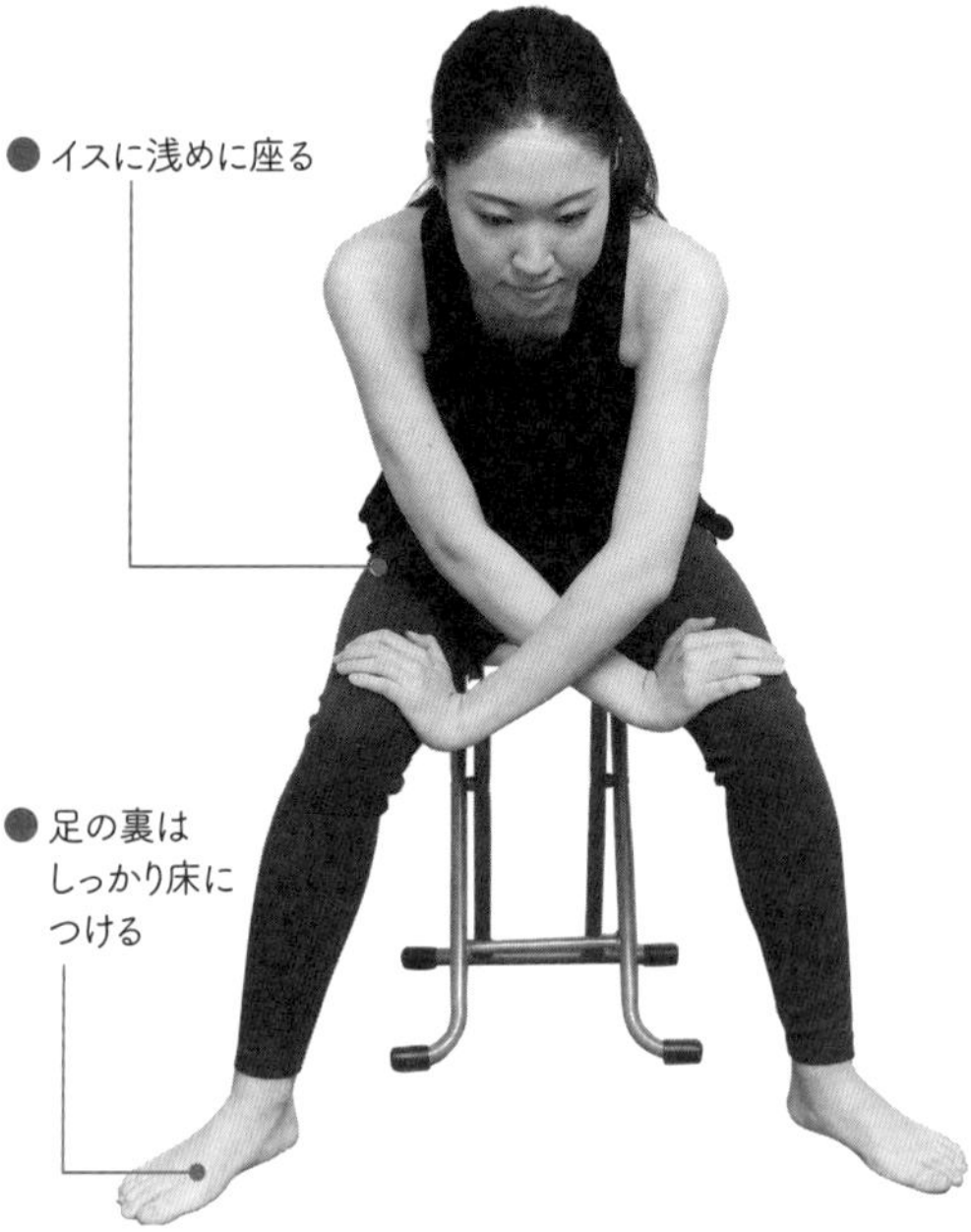

●イスに浅めに座る
●足の裏はしっかり床につける

1. 足を開いた状態でイスに座り、左右の腕を交差させてひざに置く

2. 両手の掌底をひざの内側に当て、両ひざに力を入れて押し合う

● 左右のひざと太ももの内側に力を入れ、押し合っていることを感じる

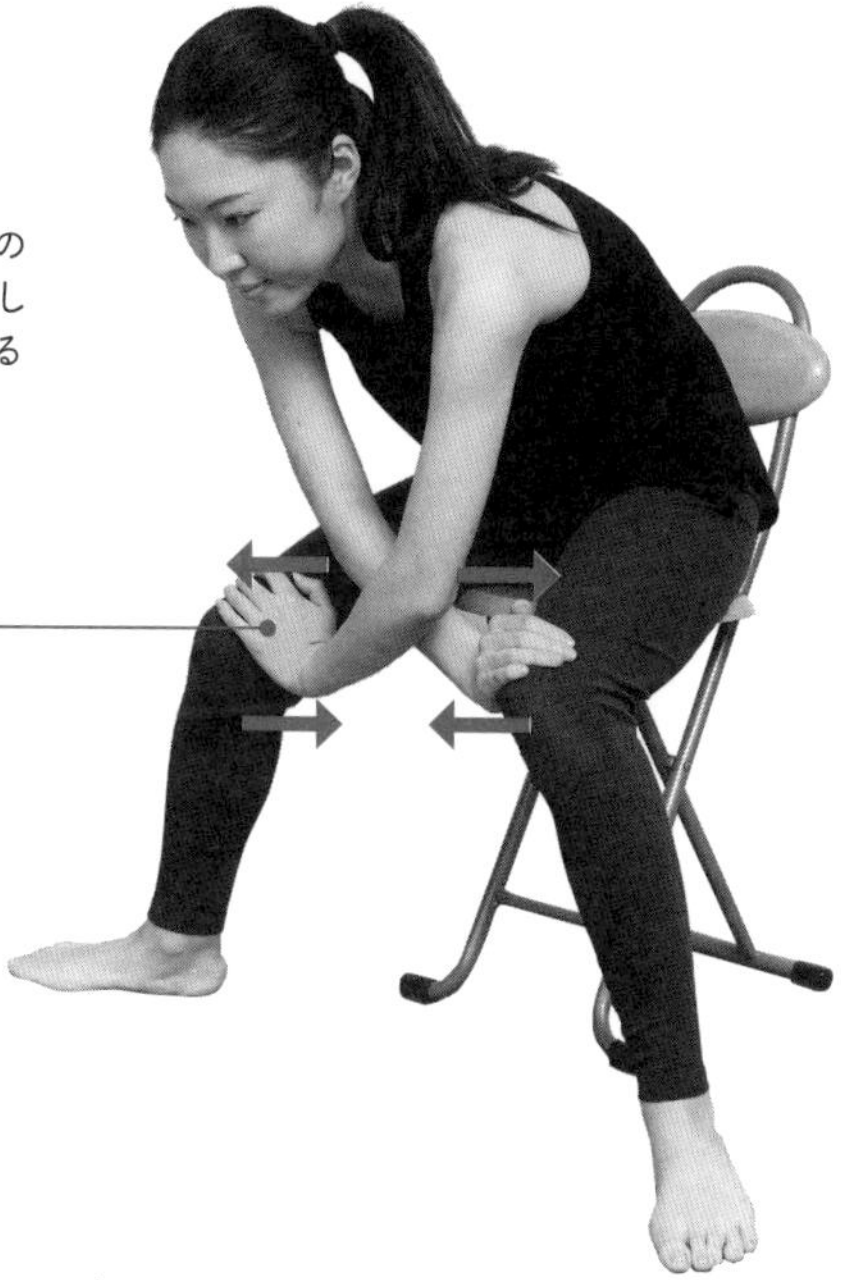

◎1回5秒ほどを2〜3セット繰り返す

POINT

ひざと手が押し合っていることを意識します

両手の掌底をひざの内側に当て、ひざと押し合っていることをしっかり感じましょう。イスには浅めに座って力の入る態勢をキープします。

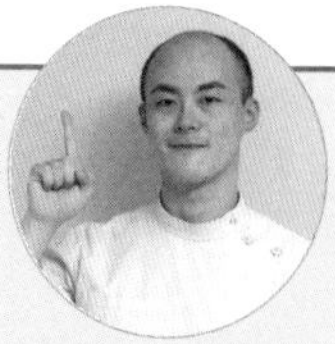

ムラマサ先生

ひざ

23. 杖を使ったひざ裏ほぐし

D

杖を使い、支点、力点、作用点という「てこの原理」を利用して、ひざの裏をほぐすストレッチです。膝骨のずれや腱のへばりつきなどを改善し、関節を調整できるほか、リンパの流れをよくする働きもあります。

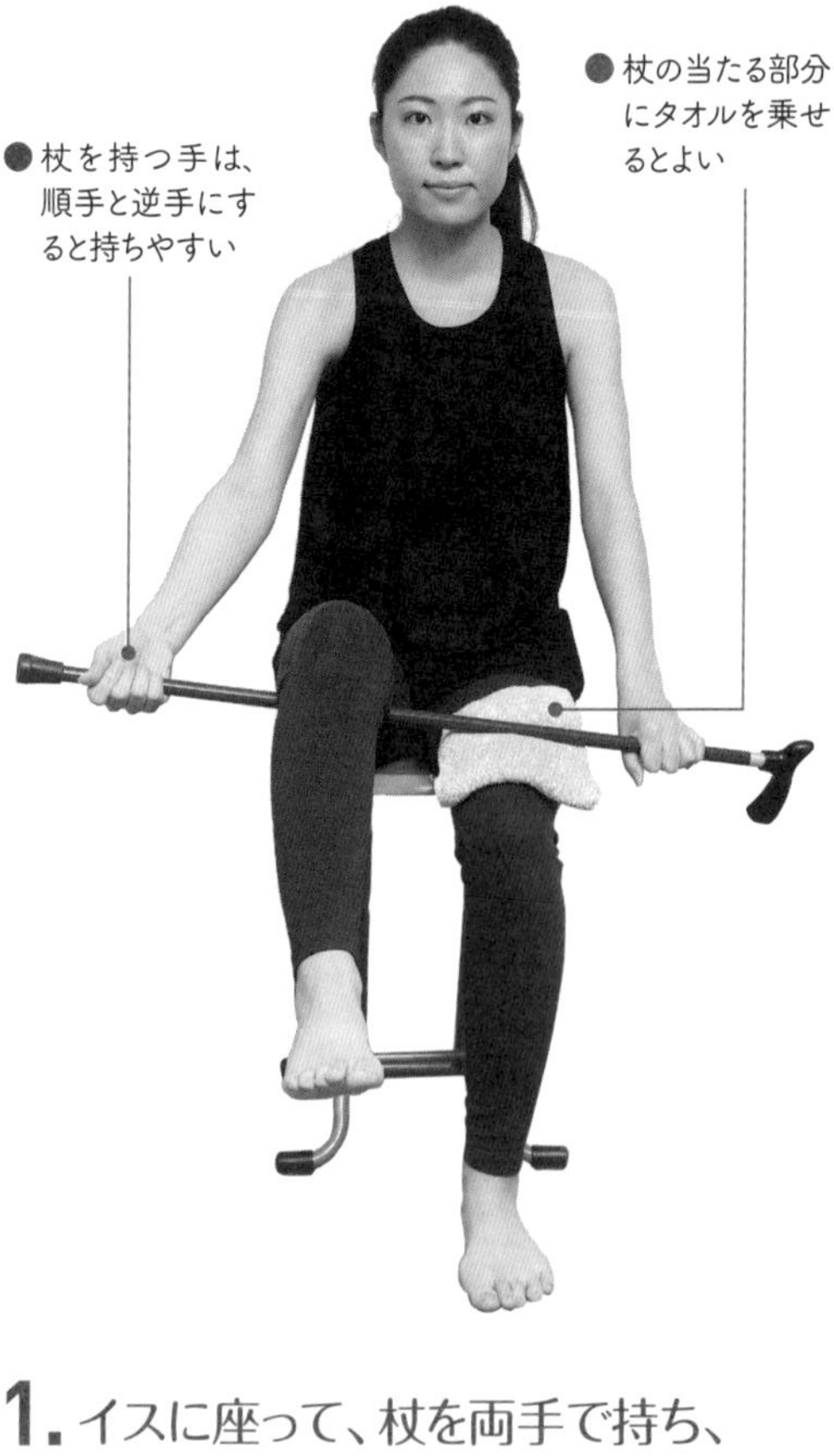
●杖を持つ手は、順手と逆手にすると持ちやすい
●杖の当たる部分にタオルを乗せるとよい

1. イスに座って、杖を両手で持ち、片足のひざ下に杖をくぐらせる

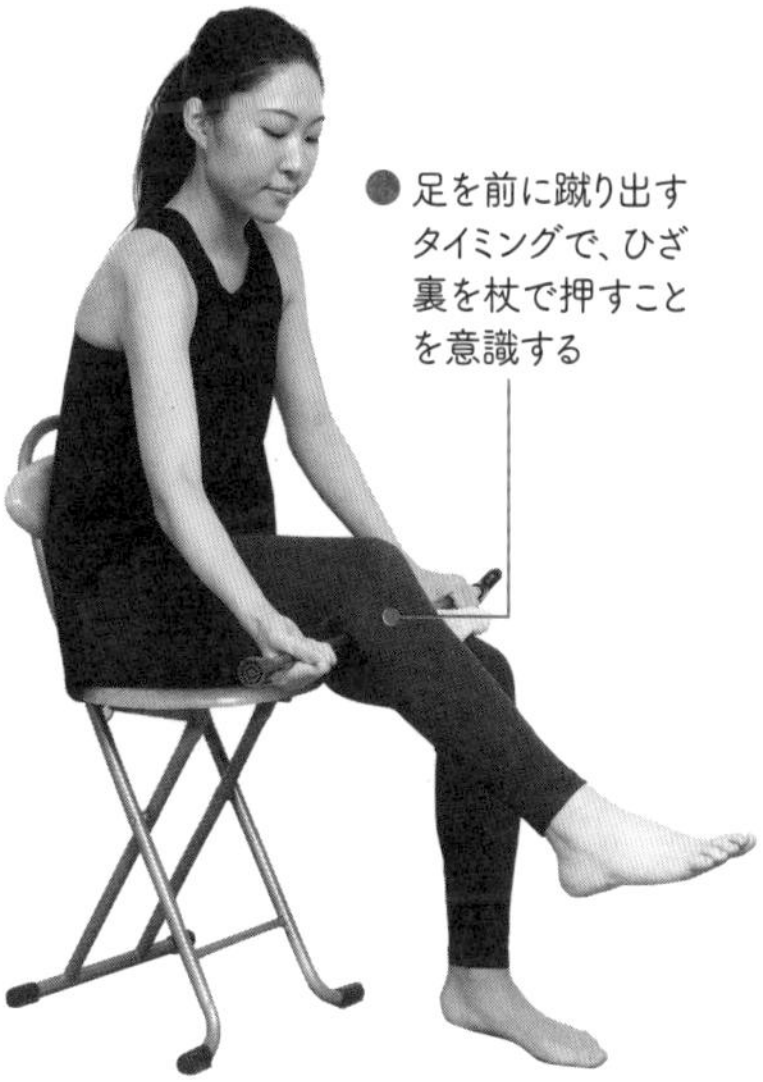
● 足を前に蹴り出すタイミングで、ひざ裏を杖で押すことを意識する

2. 片方の太もも上に杖を置いて支点にし、ひざをほぐしたい側の足を持ち上げてぶらぶらさせる

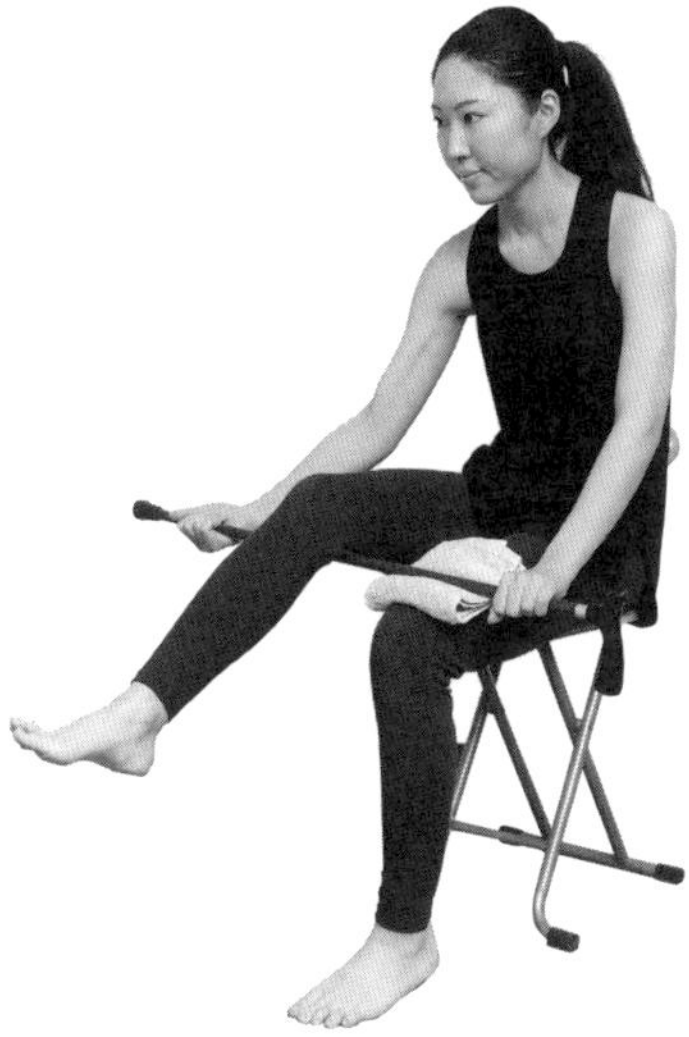

※反対側から見たところ

3. 反対側も同様に行う

すね

24. 杖を使った前脛骨筋ほぐし

D

すねの横にある前脛骨筋《ぜんけいこつきん》がこわばっていると、上半身にまで影響が出てきます。腰痛や肩こりに悩まされている人は、脚の筋肉がアンバランスになって、全身の歪みが生じている可能性もあります。杖を使うと、前かがみの姿勢にならなくても、楽に前脛骨筋をほぐすことができます。

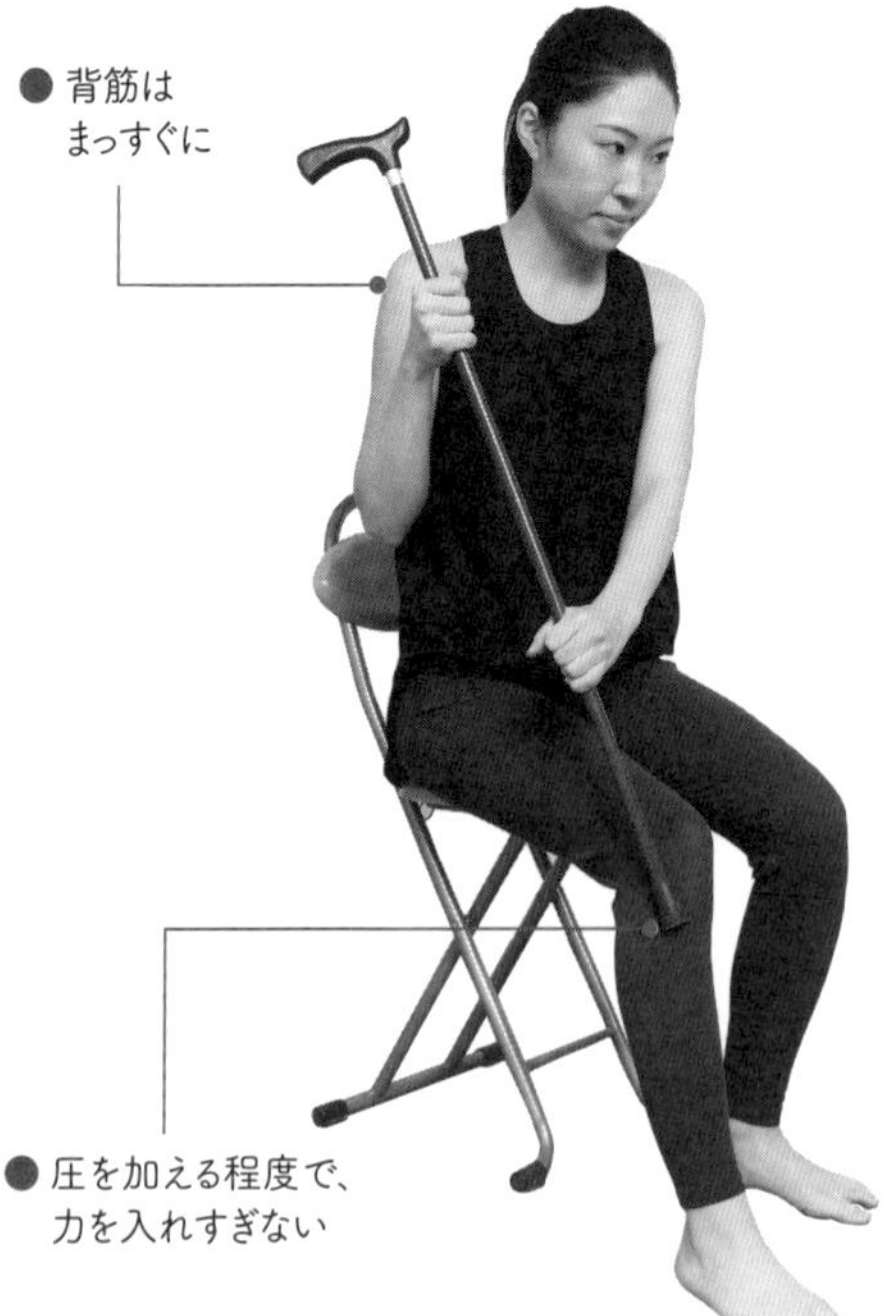

● 背筋は
まっすぐに
● 圧を加える程度で、
力を入れすぎない

1. 椅子に座り、前脛骨筋を杖の先で押す

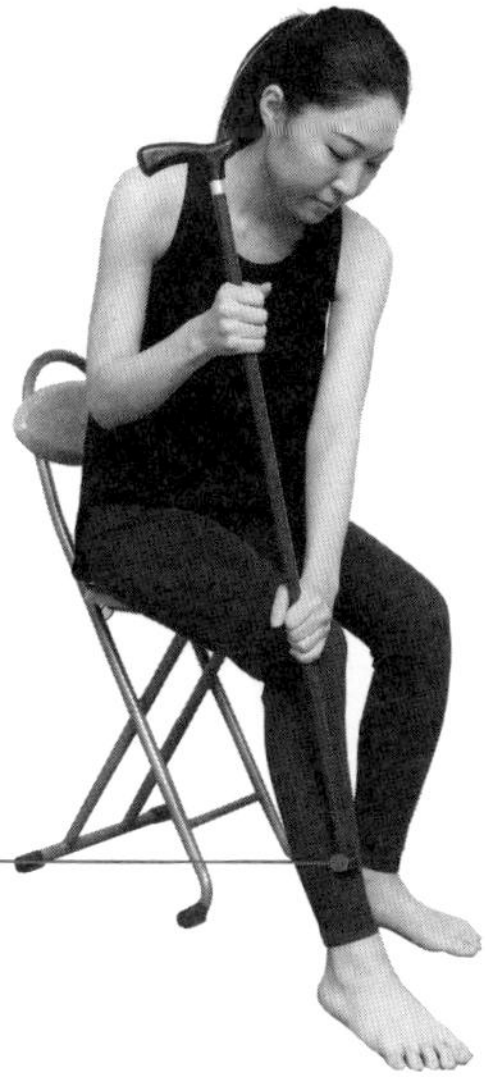

● 腱や筋肉を傷めるので、杖の先で強くグリグリしない

2. 上下に移動させながら、気持ちいいと感じるくらいの強さで押してほぐしていく

3. 反対側も同様に行う

POINT

前脛骨筋とは?

すねの外側から足首まで伸びる筋肉。足首を手前に動かすときに力を発揮する筋肉で、立っているときに体を支えたり、歩くときにかかる衝撃を吸収したりする役割を果たしています。

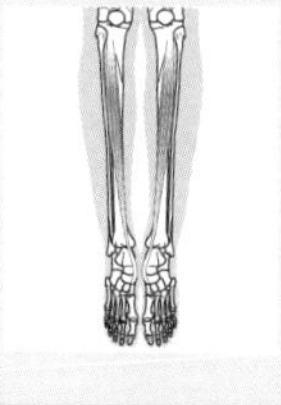

ふくらはぎ

25. かかとの上げ下ろし A

ふくらはぎなどの筋肉を鍛え、体幹を整えるトレーニングです。全身の血液の循環をよくするので、滞りやむくみを解消することができるほか、脂肪燃焼を促す効果も期待できます。最初のうちはきついと感じるかもしれませんが、やり続けてその壁を越えると、一気に全身が活性化して楽になる可能性があります。

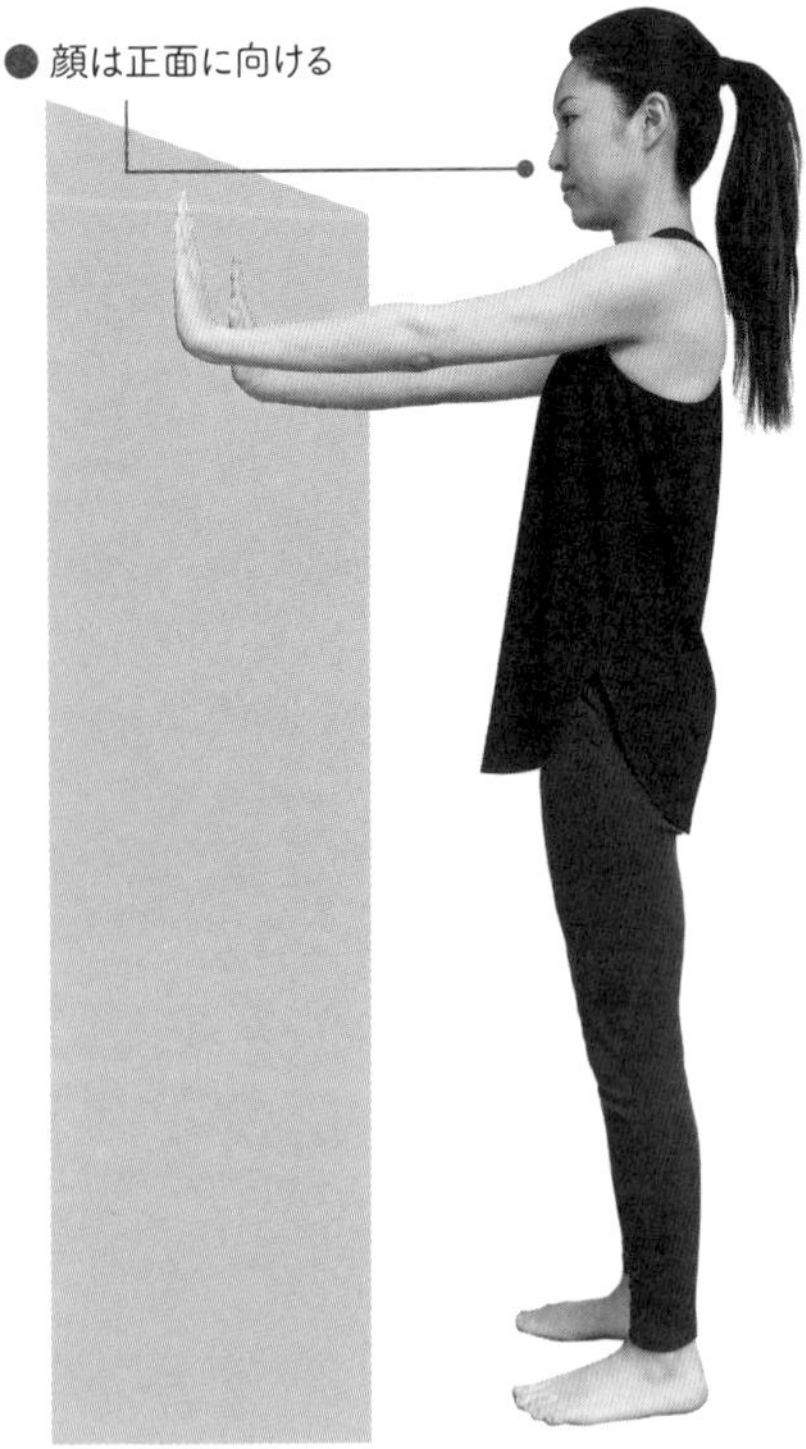

1. 壁に向かって両手をつき、
肩幅に脚を開いて立つ

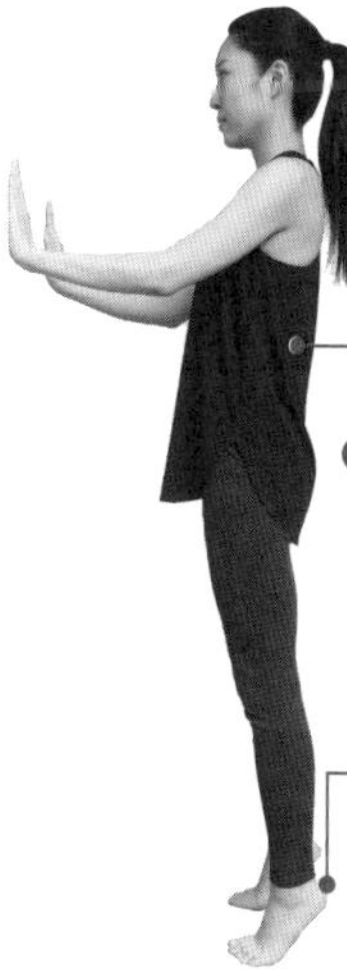

●体がぐらつかないようバランスをとりながら

●かかとは45度くらいの高さまでしっかり上げる

2. そのまま両足でつま先立ちをし、かかとの上げ下ろしをする

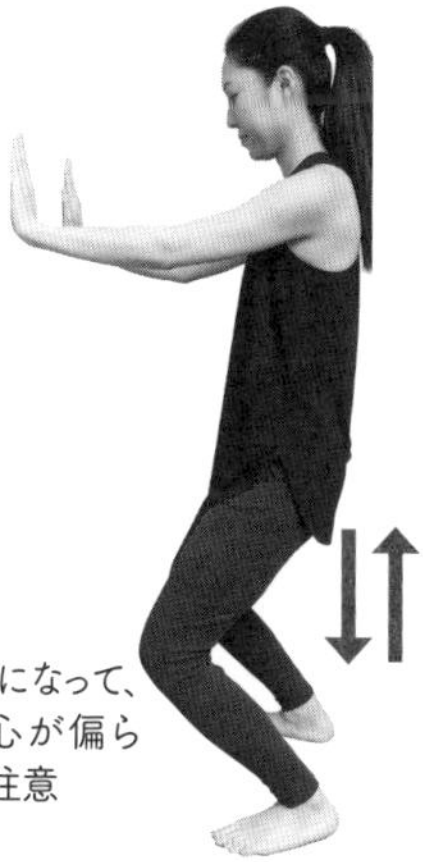

●前のめりになって、体の重心が偏らないよう注意

3. 余裕のある人は、ひざを少し曲げて、スクワットのように行うと効果アップ!

◎20回×3セットを目標に

POINT

できれば、かかとを下ろしたとき、床につかないようにしてください。

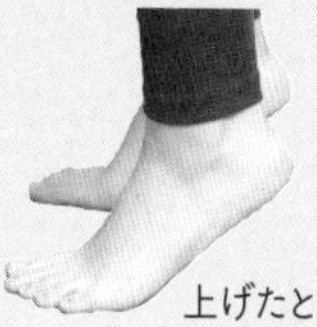

上げたとき

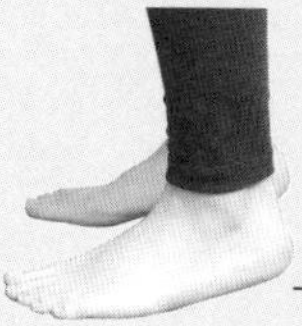

下ろしたとき

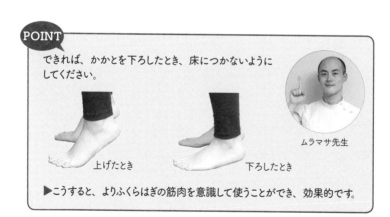

ムラマサ先生

▶こうすると、よりふくらはぎの筋肉を意識して使うことができ、効果的です。

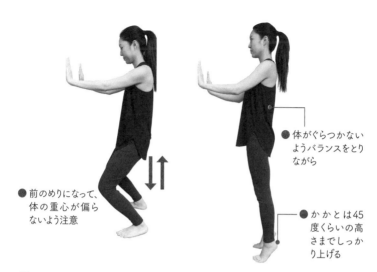

横向きに寝た状態で姿勢チェック

壁を背にして立つチェックも便利ですが、骨格の歪みが顕著でなく、筋肉が偏って緊張している人の場合、これだけでは判断しにくいこともあります。その点、横向きになって寝た状態で姿勢をチェックすると、その人の自然な体の傾向が出やすいといえます。

ストレートネックや猫背にもいろいろなタイプがあります。立っているときは姿勢がよく見えても、横向きに寝たときは首を前に突き出したほうが楽だという人がいます。そのような場合は、胸鎖乳突筋が縮んで硬くなっている状態で、首が原因だと思われます。一見わかりにくいため、「隠れストレートネック」「隠れ猫背」ともいえるでしょう。

また、首と背中はまっすぐでも股関節に不自然な緊張があり、ひざを前に突き出して寝たほうが楽な人は、骨盤が原因だと考えられます。首もひざも前に出さないと寝にくい人は、立ったときも姿勢を正しにくいはずなので、全身のストレッチで整えていきましょう。

横向きに寝て、ここをチェック!

横向きで寝た姿勢を上から見ると、ストレートネックや猫背かどうかを確認できます。立っているときは姿勢がよく見えても、横になってみると首やひざが前に出ていることがあります。

▶首もひざも前に出ていない人

正しい姿勢といえます。横向きに寝たときも頸椎と背骨が自然にカーブした状態を保っています。

○

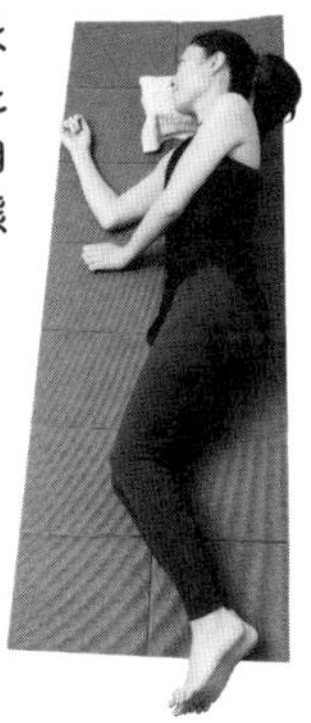

▶首が大きく前に出ている人

胸鎖乳突筋の収縮が原因で姿勢が崩れています。立っているときは無理をして背筋を伸ばしている可能性があります。

×

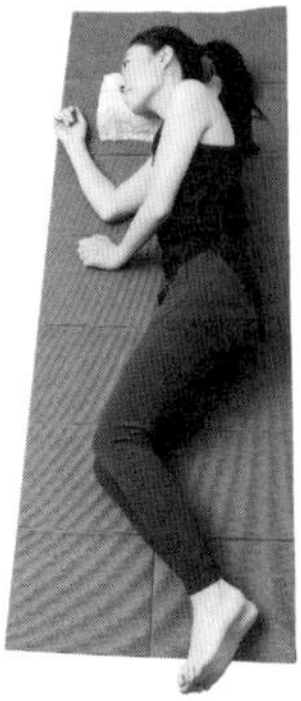

▶ひざが大きく前に出ている人

骨盤の傾きが原因で姿勢が崩れています。股関節やその周囲の筋肉の過緊張によって起こりやすいです。一見、姿勢が悪く見えない人もいます。

×

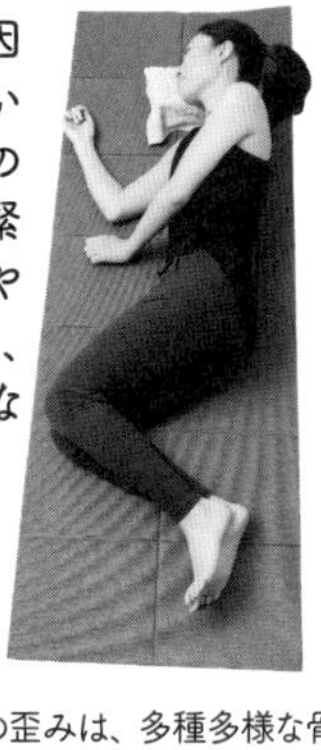

▶首とひざの両方が前に出ている人

ストレートネックや猫背に該当します。意識しても姿勢を正すことが難しい状態なら、早めにストレッチで対処しましょう。

×

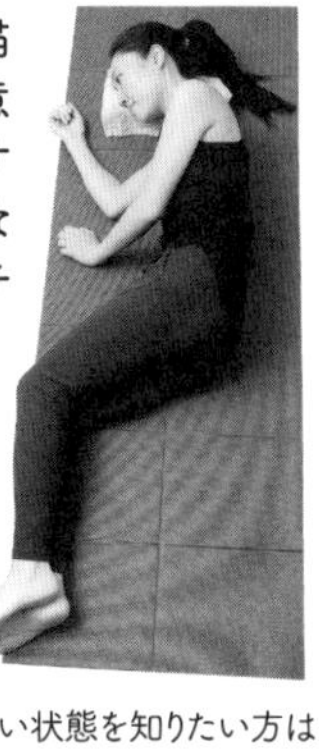

※ここで紹介した骨格の歪みは、多種多様な骨格パターンの一部です。詳しい状態を知りたい方は専門家に相談してください。

Column＊03

ストレートネックや猫背の改善に水泳が効果的？

ストレートネックや猫背の予防・改善に効果が期待できるスポーツとして、水泳があげられます。水中では浮力が働くため、陸上に比べて楽に背筋を伸ばすことができます。

また、筋肉量が少ないとストレートネックや猫背になりやすくなりますが、水泳をするとインナーマッスルが鍛えられ、筋肉量を増やすことができます。さらに、水泳は日常生活では動かすことの少ない肩周りの筋肉を使い、肩甲骨の可動域を広げる動作を行うため、肩こりの緩和につながります。

なかでも上を向いて泳ぐ背泳ぎは、頭から肩、腰、ひざ、足先までを一直線にして、両腕を交互にしっかり回して前に進む泳法です。そのため、体の軸を整え、肩甲骨を正しい位置に戻して姿勢を矯正することができます。

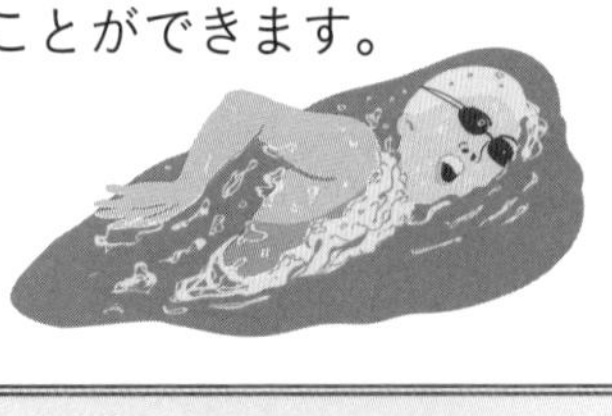

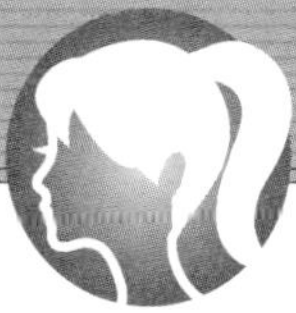

第4章

ストレートネックと猫背にならない「姿勢のチカラ」

1分間ストレッチを毎日続けていても、それ以外の生活で良くない姿勢に終始していたのでは十分な効果は望めません。普段の暮らしのなかで、首や背中に負担のかからない「正しい姿勢」「こまめな小休止」を心がけることが大切です。

生まれつき体が硬い人はいない

一般的に、体が硬いというのは、関節の可動域が小さいということです。関節の可動域とは、各関節が正常な状態で動く範囲のことで、それには関節周りの筋肉や靭帯、腱、関節包などの軟部組織の硬さが影響します。特に重い頭を支える首や肩、上半身と下半身をつなぐ腰などは、普段の日常生活を送るだけで力が入っている部位です。そのため、首や肩、腰などは常に筋肉が縮んだ状態になり、硬くなりやすいといえます。

よく「体が硬いのは生まれつきだから」とあきらめてしまう人がいます。たしかに骨の形状や関節の構造といった遺伝的要因で可動域の狭い人はいますが、**柔軟性は運動経験や生活習慣などによって差がつくところが大きいものです。**生まれつき可動域の広い関節と柔軟な筋肉を持っていても積極的に体を動かさない人は硬くなる傾向があり、逆に日頃から運動やストレッチを習慣にしている人は柔軟性が向上していきます。

◎歳をとると体が硬くなるわけでもない

体が硬くなる原因を加齢のせいだと思っている人は多く、「腕が上がらなくなったのは五十肩だからだろう」「前屈がしにくくなったけど、歳だから仕方ないか」などという声がよく聞かれます。しかし、歳をとっても体のやわらかい人はたくさんいます。

加齢とともに運動量が減り、関節が使われなくなると、可動域が小さくなります。また、普段の動作のクセなどにより、使われない部分にこりが生じたり、使い過ぎの部分に炎症が起きたりします。そして、こりや痛みのある部分をかばおうとすると、使い方が偏ることでますます硬くなってしまうのです。体が硬いと、さまざまな不調が起こりやすくなるのに加え、体がうまく動かないことで思わぬケガをしかねません。健康維持やケガの予防のために、適度な運動やストレッチを継続しましょう。そうすれば、年齢を重ねても柔軟性を保つことができ、さらにやわらかくもなります。

ストレートネックと猫背を防ぐ座り姿勢は？

ストレートネックにならないためには、普段の姿勢に気をつけることが大事です。古来日本人には猫背の人が多いのですが、畳の上で過ごす和式の生活が影響していると考えられます。**良い姿勢を気にする上では、イスを使った洋式の生活が無難です。**

イスを使わない場合、「あぐら」「横座り」「体育座り」などは背筋が丸まりやすい座り方です。背筋を伸ばした正座は安定した骨盤・背骨に優しい姿勢ですが、ひざに負担がかかります。正座で座ると足がしびれる人は、クッションをお尻と足の間に挟むと軽減できます。イスを使う場合も、**足を組むなどバランスを崩した状態で長時間座らないようにし**ましょう。洋式・和式を問わず、良い姿勢であっても長時間同じ姿勢を取り続けることは生理学上過剰な負担となります。疲れたら背中を丸めたり足を組んだりせずに、こまめに姿勢を変えたり立ったりしてストレッチしましょう。

正しい座り方を心がけよう!

畳や床に座るときの姿勢は、背中や腰に負担をかけるものが多いようです。骨盤を立てて上半身を安定させることを意識し、背骨のS字カーブがキープできる姿勢で座りましょう。

座ったときの良い姿勢

○ 良い姿勢で座ると、骨盤が前に起きて背骨が理想的なS字カーブになる。

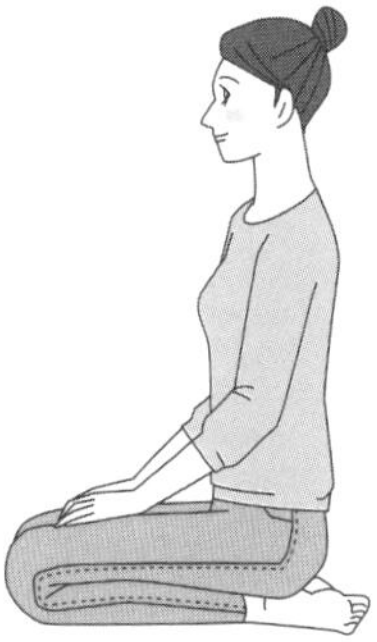

× 悪い姿勢で座ると、骨盤が後ろに倒れて背骨が丸まりやすくなってしまう。

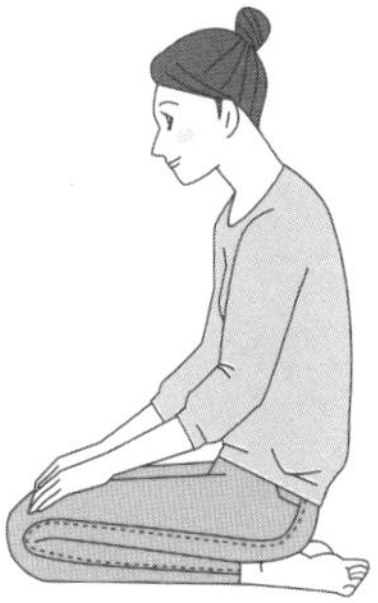

よくない座り姿勢に注意

あぐら…上半身が前のめりになり腰に負担がかかるうえ、股関節にも負荷がかかる。

横座り…一見楽な姿勢に見えるが、長時間続けると腰や骨盤に負担がかかる。

体育座り…上半身が不安定になり背中が丸くなるうえ、内臓を圧迫することも。

POINT

座ったときの良い姿勢のポイント

- あごを引いて背筋を伸ばす
- 骨盤を起こす
- お腹を引っ込める
- 腰と脚の付け根が直角になるように深く座る

ストレートネックと猫背を防ぐ立ち姿勢は？

立っているときは、座っているときに比べると、首や肩にかかる負担は少なくなります。しかし、立ち姿勢の悪さも積み重なればストレートネックや猫背につながるので、正しい立ち姿勢を心がける必要があります。正しい立ち姿勢のポイントは、肩甲骨を背骨に寄せるように意識し、耳、肩、骨盤、ひざ、くるぶしまでのラインが一直線になるように立つことです。また、足の裏は体を支える土台となるので、しっかりと床につけましょう。

背筋をピンと伸ばして胸を張る「気をつけ」の姿勢は理想的なようで、背骨のS字カーブが失われ、衝撃を吸収することができなくなってしまいます。また、片足で体重を支えて立つ「休め」や腰のあたりで後ろに反った「反り腰」の姿勢は、無意識のうちにとっている人が多いものです。これらの姿勢は楽に感じても、実際には骨格を歪めるような負荷がかかっていますので、長時間しないように気をつけましょう。

正しい立ち方を心がけよう!

正しい立ち方は余分な筋力を使わないので、長時間立っていても疲れにくいというメリットもあります。

立ったときの良い姿勢

○ 良い姿勢で立つと、余計な負荷がかからないので安定感がある。

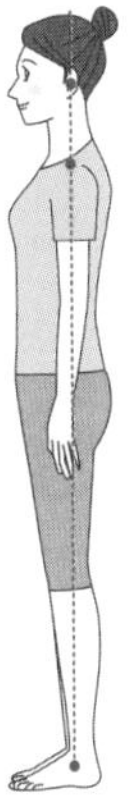

× 悪い姿勢で立つと、余計な負荷がかかり不調が現れやすい。

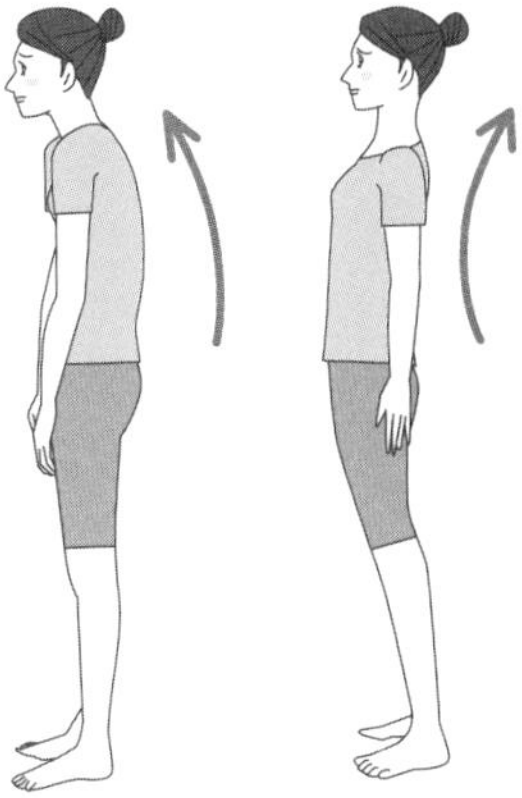

よくない立ち姿勢に注意

反り腰…胸を張っていても、骨盤は前に傾いて出っ尻状態になっている。
休め…片足に体重が乗ることで体の軸がぶれるため、歪みの原因になる。

POINT

立ったときの良い姿勢のポイント

- 頭のてっぺんが天井から引っぱられるイメージであごを引く
- 肩の力を抜いて首と背中を伸ばす
- 左右の肩の高さをそろえて胸は反らさない
- お腹を引っ込めてお尻の筋肉を締める
- ひざは曲げずに伸ばし、両ひざを軽くくっつける
- かかとに重心をかけて立つ

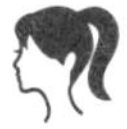

高過ぎる枕・低過ぎる枕は要注意

高さの合っていない枕を使うことも、ストレートネックや猫背の原因になります。高過ぎる枕を使って眠ると、頸椎が前方へ押し出されてアーチが失われやすくなり、首や肩の筋肉が緊張して筋肉のこりや張りを招きます。特に首を反らしたときに痛みが出る人は、首の部分が高い枕を使わないようにしましょう。首を前に曲げたときに痛みが出る人は、首に無理のかからない低めの枕がおすすめです。また、横向きに寝ることが多い人が低過ぎる枕を使って眠ると、横を向いたときに首が下がり、頸椎に負担がかかってしまいます。

高さ以外の基準として、**仰向けに寝たときに頭・首だけでなく肩も軽く持ち上げてくれる形状がおすすめです。**タオルを薄く折りたたんで肩の下に敷く方法もあります。体形は人それぞれ、寝起きに首や肩の痛みが生じないよう、最終的には自分に合った枕を選びましょう。**枕を最適なものに替えただけで、驚くほど首や肩が楽になることもあります。**

最適な高さの枕で健やかな安眠生活を

毎日長時間使う枕は、良質な睡眠と健康のためにも、自分に合ったものを選ぶことが大切です。首から頭までを支え、自然なアーチを保つことができる枕を選びましょう。

（体に特別な事情がある場合は、かかりつけの医師にご相談下さい）

×

高過ぎる枕

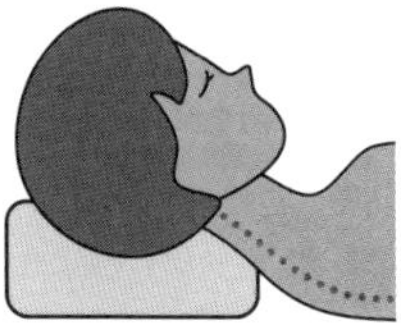

頸椎が前に押し出され、アーチが失われる。

×

低過ぎる枕

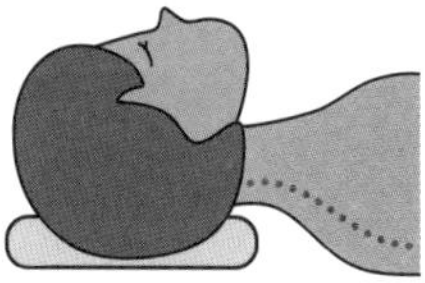

首が下がってしまい、頸椎に負担がかかる。

○

最適な枕

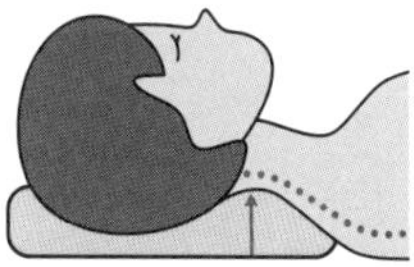

起きているときに楽な頭や首の位置が保持できると、後頭部に圧力を感じない。肩までサポート。

TOPICS　枕の素材は何がいい?

枕の中身に使われる素材はさまざま。硬さや感触がかなり異なるので、好みで選びましょう。

ウレタンフォーム…体型や寝るときの姿勢に合わせてフィットし、沈み過ぎない。

ポリエステル…やわらか過ぎず硬過ぎない適度なフワフワ感。

ダウン（羽毛）…フワフワとしたやわらかさ。通気性や吸湿性、発散性も◎。

ビーズ…発泡スチロールを粒にした素材。頭の形に合わせてフィット。

そばがら…そばの実の殻を乾燥させた天然素材。熱を発散して汗を吸収。

カバンの持ち方をチェックしよう

カバンやバッグを、いつも同じ側で持っていませんか? 同じ側で持つクセがあると、左右どちらか一方の筋肉に偏った負担がかかり、首や肩のこりや痛みを引き起こすことにつながります。**バッグやカバンは意識して左右に持ち替えるようにしましょう。**それだけでも、一方だけへの負担を減らし、左右の筋肉をバランスよく使うことができます。たとえば、歩いているときなら信号ごとに、電車に乗っているときは一駅ごとに左右を替えるなどと決めると、無理なく習慣づけられます。

荷物を持つときの負担を軽減するために最もよい対処法は、**リュックサックを使用することです。**リュックは背中全体の大きな筋肉で荷重を支え、体の左右のバランスを保つことができます。最近はストラップやハンドルを付け替えることで、手さげ、ショルダーバッグ、リュックと3通りに使えるタイプのものなどもあります。

カバンはリュック型がおすすめ!

リュックを上手に利用すると両肩にバランスよく比重がかかるため、体のバランスがとりやすく、首や肩への負担も少なくなります。ただし、いくつかの注意点があります。

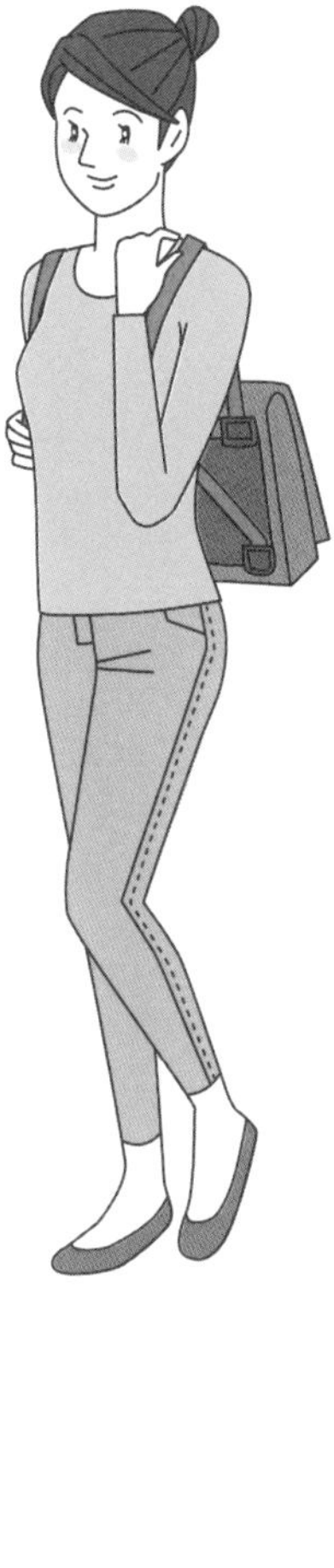

★紐の長さが適切か?

紐が長いリュックで荷物を持つと、骨盤は正しい位置よりも後ろに傾いてしまい、肩や背中が丸まってしまう。

★荷物を入れ過ぎていないか?

リュックは多くの荷物が入るため、つい入れ過ぎてしまいがち。すると結局、体に負荷がかかってしまう。

▶ショルダーバッグを持つときは…

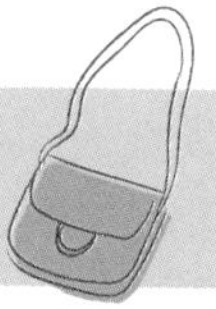

■同じ側に持たずに、左右チェンジを。

歩いているとき…信号ごとに、5分ごとに、などルールを決めて

電車に乗っているとき…停車する駅ごとに、などルールを決めて

同じ姿勢での読書や勉強はNG！

読書をするとき、どのような場所でどんな体勢で本を読んでいますか？　通勤や通学の電車内で読む人もいれば、自宅のリビングのソファでくつろぎながら、寝室のベッドに寝転びながら読む人もいるでしょう。読書好きな人なら、ついつい読むのがやめられなくなって気づいたら何時間もたっていた…という経験を持つ人も多いのではないでしょうか。

勉強をするときは、何時間もうつむいた姿勢のまま机に向かうことになるかもしれません。そのとき、脚を組んだり頬杖をついたりするクセがある人もいるかと思いますが、楽な姿勢のつもりが、いつの間にか体に負担をかけていることも少なくないのです。

読書や勉強をするときは、椅子に正しく座ることを習慣づけてください。ひざの角度が90度以上になると足裏全体が床につき、上半身の体重が分散され腰への負担が軽減します。目から本までの距離は30センチ離しましょう。ブックスタンドを活用する方法もあります。

うつむいたままの姿勢を続けるとキケン!

読書や勉強をするときは、どうしても長時間、うつむいた姿勢になってしまうため、首や肩に負担がかかりやすくなります。正しい姿勢を習慣にしましょう。

★読書や勉強をするときは休憩を取ることも忘れずに!

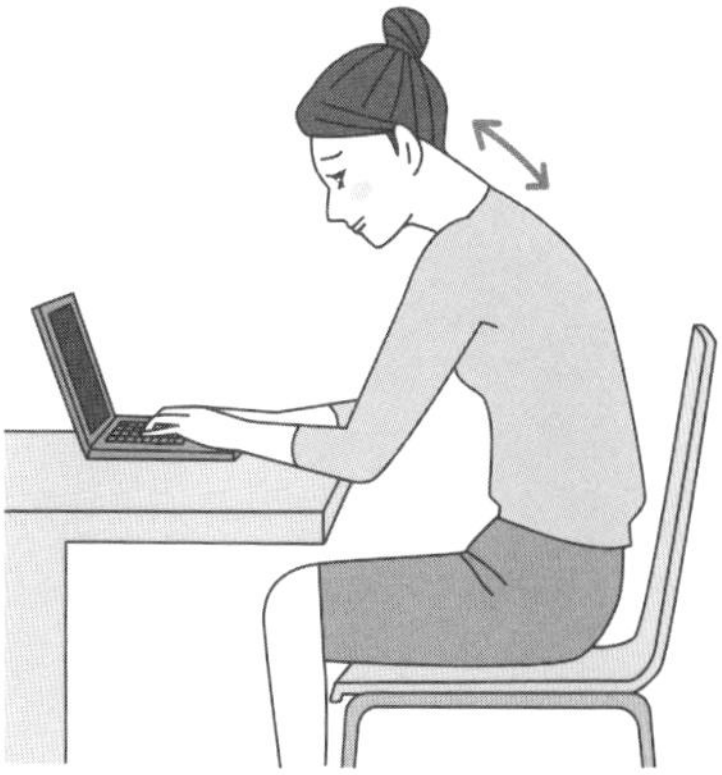

長時間うつむいた姿勢をとっていると、首や肩の筋肉が硬くこわばり、血行が悪くなります。その結果、大きな負担がかかり、ストレートネックや猫背になることも。読書や勉強をするときは、一定の時間ごとに休憩を取ることも忘れずに!

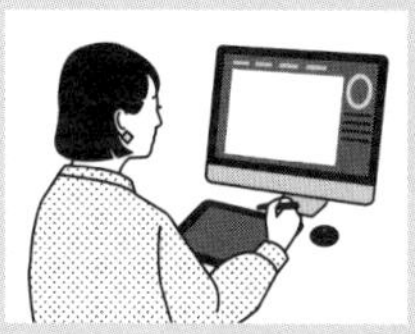

★ペンタブレット操作での姿勢に気をつけよう!

勉強にペンタブレットを利用している人も増えています。液晶ペンタブレットは高さや角度が調整できるように設計されているため、自分に合うように調整しましょう。

CHECK!

勉強机には傾斜をつけるのがベター

机の上に傾斜台を置くことで、首を前に出して覗かなくても文字が読めるようになり、自然と前傾姿勢がなくなります。また、姿勢サポートのグッズもおすすめです。

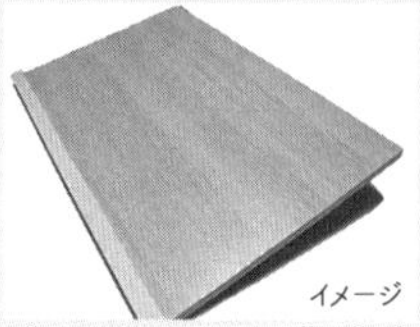

イメージ

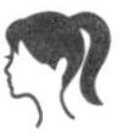

イスの選び方と座り方

長時間座るイスは、正しい姿勢で座れるものを選ぶことが重要です。選び方のポイントは、背中と背もたれの間に隙間がなく、背筋が伸びた状態を保てるものであること。購入するときは必ず実際に座ってみて、リラックスできるかを確かめてください。小柄な人は、背もたれに寄りかかりにくく、床に足裏全体がつかないような大き過ぎるイスは避けましょう。子どもが使うイスは、成長とともに高さや奥行きを調整できるものがおすすめです。ソファは体が沈み込み過ぎず、背もたれの高さが肩まであるものを選びましょう。

正しいイスの座り方の基本は、なるべく背もたれに頼らず、背筋をまっすぐに伸ばすことです。イスの背もたれに寄りかかると、骨盤が後ろに傾いて、バランスをとるために顔が前に出てしまいます。骨盤を起こすことを意識して、負担の少ない座り方をしましょう。長時間、同じイスに座り続けるときは、１時間に１回程度、ストレッチをしてください。

ストレートネック・猫背を防げるイスは？

仕事や勉強をするイスは、長時間座るため、背骨のS字カーブを保った正しい姿勢で座れるものを選びたいもの。イス選びの際には、以下のようなポイントをチェックしましょう。

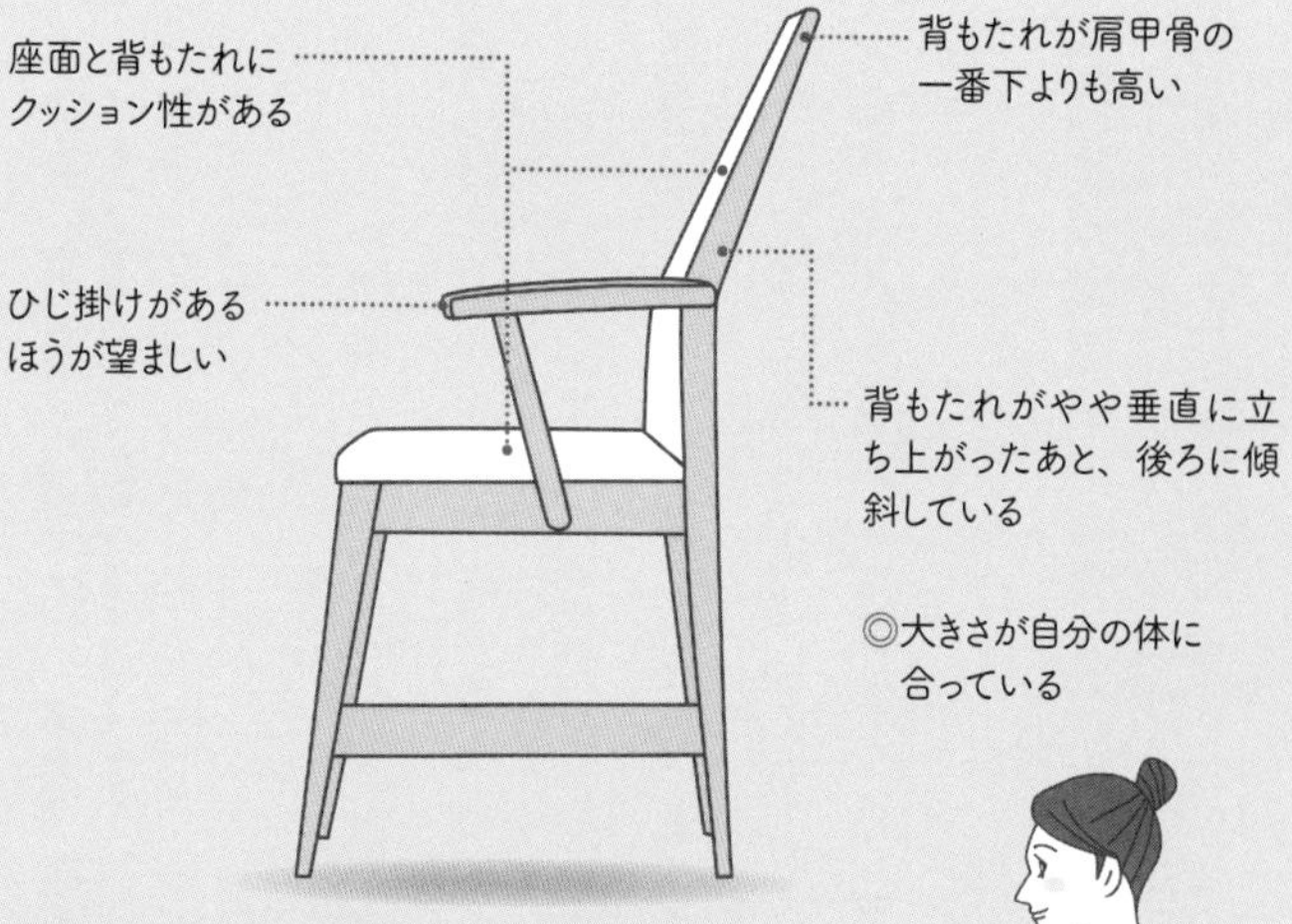
座面と背もたれに
クッション性がある
背もたれが肩甲骨の
一番下よりも高い
ひじ掛けがある
ほうが望ましい
背もたれがやや垂直に立
ち上がったあと、後ろに傾
斜している
◎大きさが自分の体に
合っている

※机・テーブルにひじを乗せる十分なスペースがある場合は、ひじ掛けのないものを選んでください。

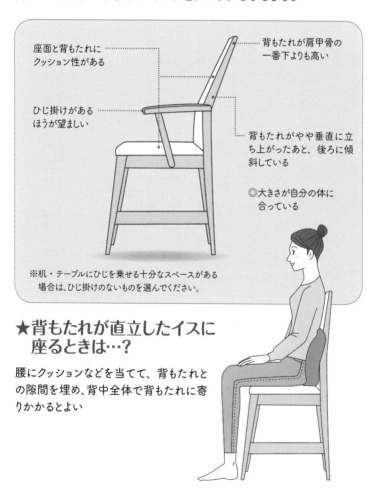

★背もたれが直立したイスに座るときは…？

腰にクッションなどを当てて、背もたれとの隙間を埋め、背中全体で背もたれに寄りかかるとよい

パソコン操作時の正しい姿勢

パソコンがあれば、どこでも仕事ができ、必要な情報が入手できる便利な時代になりました。パソコンを使用する時間が長くなっているからこそ、パソコン操作のときに正しい姿勢をキープすることがストレートネックや猫背の予防に欠かせないといえます。

パソコンを操作するときは、なるべく理想の高さにモニターを合わせることが大切です。

一般的に、目線のやや下にモニターがくるとよいとされています。モニターが低過ぎると、うつむきがちの姿勢になり、首に負担がかかってストレートネックや猫背の原因となります。特にノートパソコンはモニターとキーボードが一体になっているため、手を前に伸ばす姿勢となり、首・肩の筋肉が緊張しがちです。最もよくない使い方は、ひざの上にパソコンを置いての作業で、首がずっと下を向いているため、短時間で疲れてしまいます。**安定した箱の上に置いて位置を高くすると、姿勢が前かがみになるのを防ぐことができます。**

パソコン操作は首・肩が疲れにくい姿勢で

どうしても前かがみの姿勢になりやすいのが、パソコン操作です。基本的な座り方は、前ページで説明した通りですが、パソコン操作時の姿勢のポイントをまとめてみました。

デスクトップ型パソコンの場合

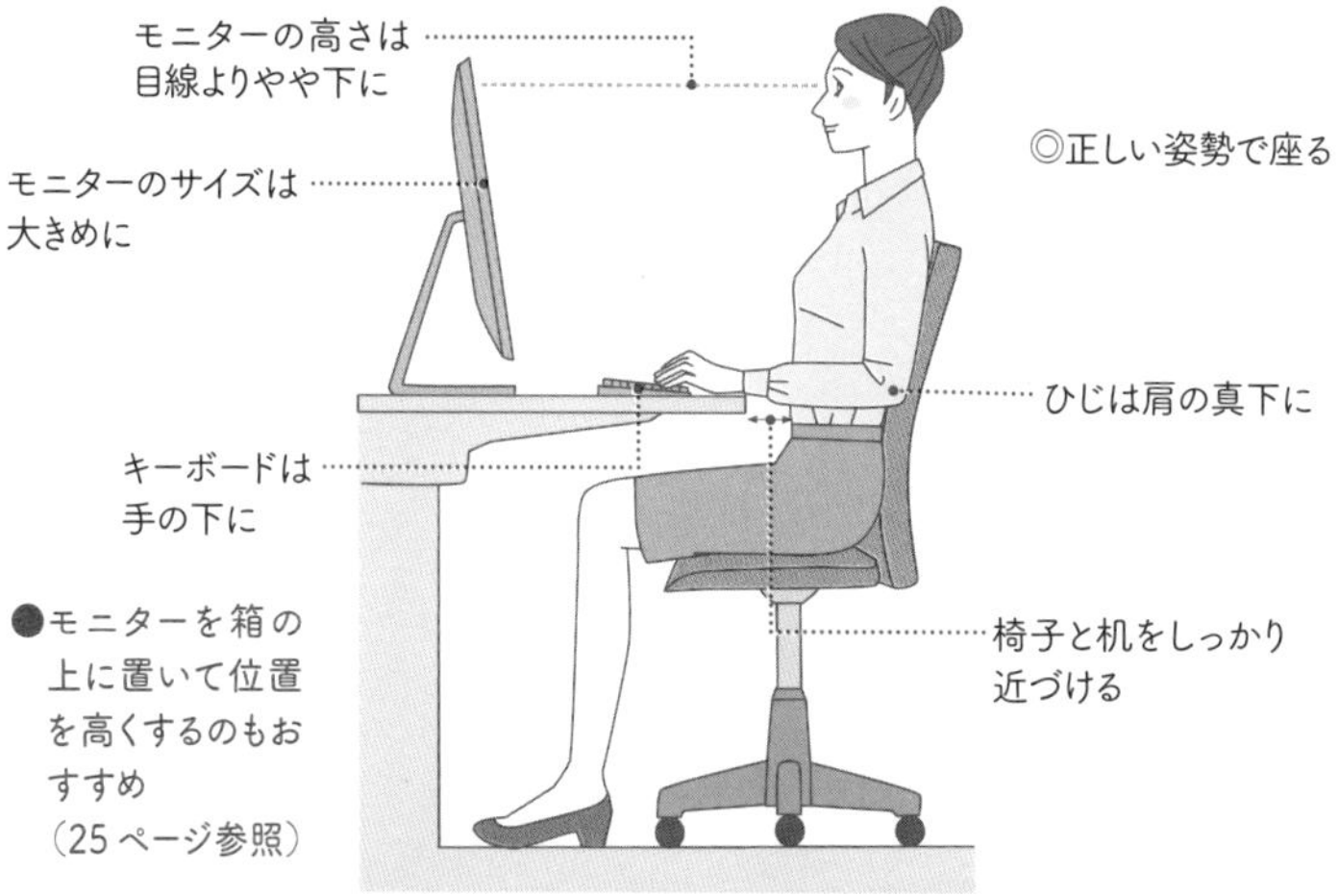
モニターの高さは
目線よりやや下に
◎正しい姿勢で座る
モニターのサイズは
大きめに
ひじは肩の真下に
キーボードは
手の下に
●モニターを箱の上に置いて位置を高くするのもおすすめ
（25ページ参照）
椅子と机をしっかり
近づける

ノート型パソコンの場合

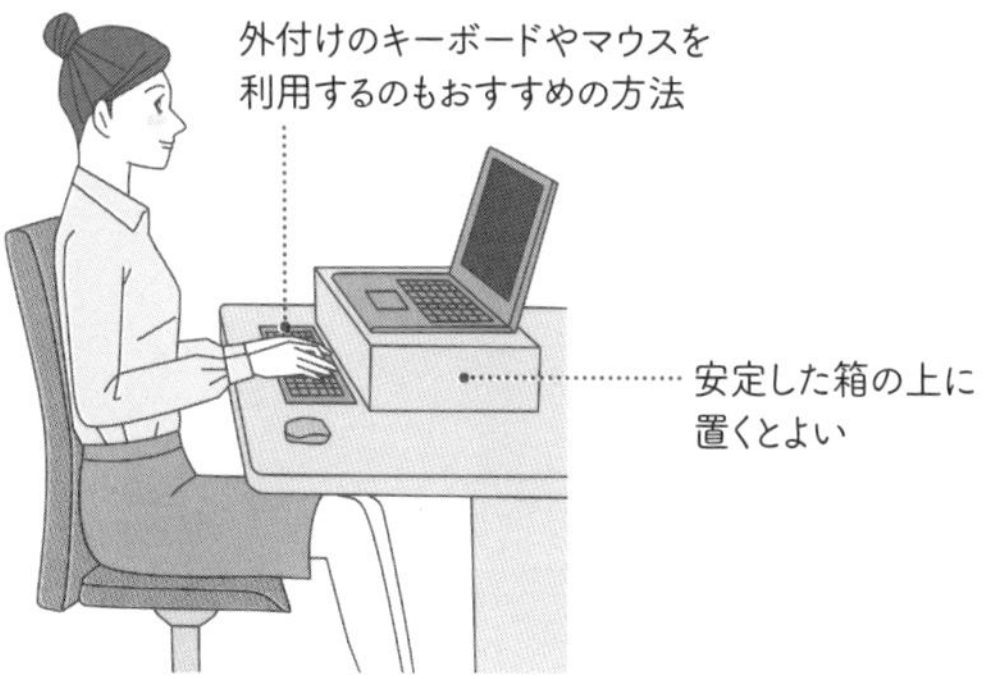
外付けのキーボードやマウスを
利用するのもおすすめの方法
安定した箱の上に
置くとよい

クルマを運転するときの正しい姿勢

タクシーやトラック、バスの運転手は、ストレートネックや猫背になりやすい職業だといわれています。長時間にわたって運転をすると、それだけ同じ姿勢でいることになるため、注意が必要です。また、運転中は注意を払わなければならない場面が多く、緊張を強いられることも首や肩の痛みを増長する原因のひとつになります。

運転時の正しい姿勢をつくるには、**まずシートに深く座り、前のめりにならないよう背もたれの角度を調整**します。背もたれを倒し過ぎると、ハンドルが遠くなって猫背になるので注意が必要です。シートの位置は、アクセルやブレーキの操作がしやすい位置に。ハンドルを切ったときにも、背もたれから肩が浮かない位置が適切です。

一定時間運転をしたら、必ず休憩を取ることも大切です。体への負担を軽減するために、ドライバー用のクッションなどを活用してもよいでしょう。

ストレートネック・猫背にならない運転姿勢は？

仕事で運転をしなければならない人はもちろん、趣味や生活において運転を長時間行う人も少なくないでしょう。運転時の姿勢がよくないと、首や肩への負担も大きくなります。

頭はヘッドレストに軽く当たるようにする
ハンドルを持ったとき、ひじが軽く曲がり、首・肩・腕はリラックス状態に
首の後ろにネックサポートクッションを入れる
ハンドルは真ん中から下あたりを持つ
ハンドルを切ったときも両肩がシートから離れないようにする
腰と背中がシートに当たるよう深く座る
クッションなどで腰に反りをつくる

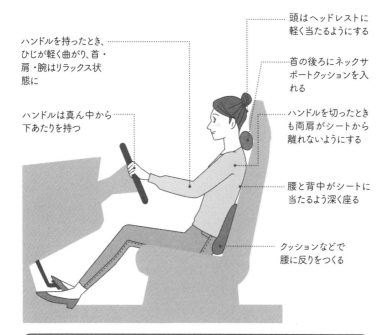

よくない運転姿勢

◆ハンドルが遠いと猫背に

◆浅めに座ることでも猫背に

◆長時間の運転は首や肩の姿勢に負担をかけてしまう

頭の上に本を乗せて歩いてみよう！

姿勢をよくするためのトレーニングとして、「頭に本を乗せて歩く」という方法があります。モデルのウォーキングレッスンなどでも取り入れられていたことがあるようです。頭の上の本を落とさないように歩こうとすると、自然と体の重心がやや後ろ寄りになり、頭の位置は高く固定したまま、スーッと滑るように足を運ぶことになります。ポイントは、**あごを引いて、目線はまっすぐ前を見て、腰は少し反らし、背中が伸びているのを意識して**行うことです。このときの姿勢を横から見ると、理想的なラインになるはずです。

みなさんも、試しにやってみてください。頭の先から足先まで重心ラインがまっすぐに通って、ふらつくことなく安定して歩けたのではないでしょうか。このトレーニングを続けていると、普段から頭を本来の位置に持ってこられるようになり、正しい姿勢が取りやすくなっていきます。

体の重心を保つトレーニングで猫背も改善!

本を頭の上に乗せて、 落とさないようにバランスをとりながら歩いてみましょう！ 体は身体の中心を通るラインをまっすぐ保とうとし、姿勢が良くなります。

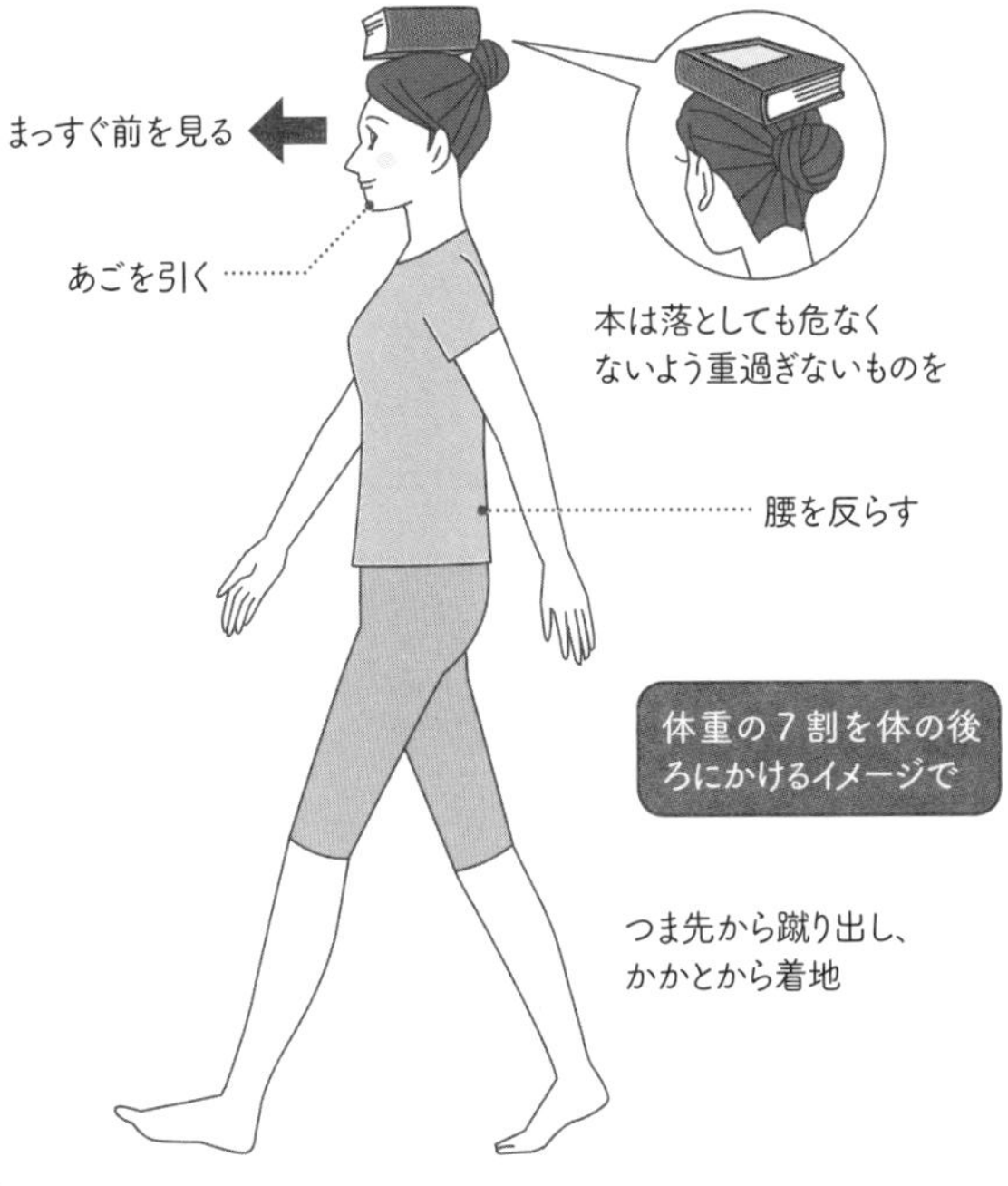
まっすぐ前を見る
あごを引く
本は落としても危なく
ないよう重過ぎないものを
腰を反らす
体重の７割を体の後
ろにかけるイメージで
つま先から蹴り出し、
かかとから着地

★ムラマサ先生のひとこと解説★

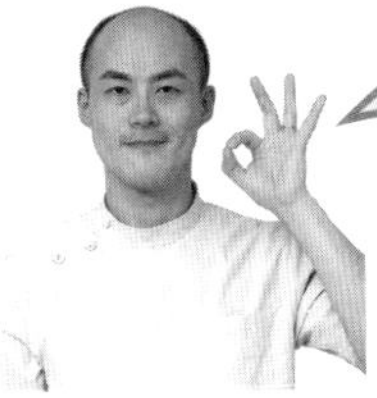

アフリカや東南アジアの女性が荷物を頭に乗せて運ぶ様子を、テレビなどで見たことがある人も多いのではないでしょうか。体の軸が整っていれば、重い荷物を頭に乗せても楽に運べるのだそうです。
このトレーニングをときどき行うだけで、自分の中心軸を感じやすくなり、姿勢も良くなります。

Column＊04

寝具は自然に寝返りが打てる適度な硬さのものを

126-127ページで枕選びの注意点について述べましたが、眠るときに体の大部分を預ける敷布団やマットレスも重要です。やわらかい寝具は横になったとき寝心地が良いと感じるかもしれませんが、体が沈み込み過ぎて腰や背骨に負担をかけるうえ、寝返りが打ちづらいのです。

理想的なのは自然に寝返りが打てる、適度な硬さがある寝具です。硬過ぎる寝具で眠ると、背中が浮いて隙間ができ、腰など特定の部分だけで体重を支えることになり、負担がかかります。試し寝をするときは、寝返りがしやすいかどうかを必ず確認してください。

また、家族で寝具を共有するのは、睡眠の質を致命的に下げてしまいます。極力自分固有の寝具をキープできるよう努力しましょう。

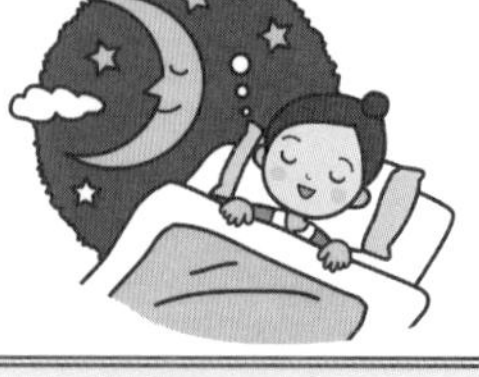

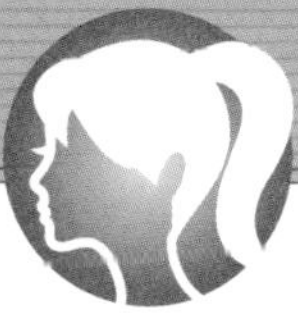

第5章

生活習慣で ストレートネックと 猫背を 予防する

ストレートネックや猫背を防ぐために、また改善するために欠かせないのが「生活環境を整える」こと。普段の生活の中で、ちょっとした気づきや変化を促すだけで、あなたの首や背中は今より元気になるはずです。

ストレートネックと猫背を防ぐ生活習慣とは？

ここまで本書を読んでいただいたみなさんには、現代人の生活習慣がストレートネックや猫背を引き起こしていることと、ストレートネックや猫背を軽くみているとさまざまな不調を引き起こし、危険だということがおわかりいただけたと思います。

ストレートネックや猫背は、現代社会が生んだ生活習慣病のひとつといえる可能性があるという話を第1章でもしました。生活習慣病は一般的に「糖尿病」「脂質異常症」「高血圧」などのことを指し、心筋梗塞や脳梗塞などの命に関わる重大な病気につながる可能性があります。ストレートネックと猫背は、ただちに命に関わるわけではありませんが、**生活習慣病と同じように普段から気をつけて予防する必要があります。**

ストレートネックや猫背が治ると、不調がなくなり健康的になれるだけでなく、姿勢が良くなることで自分に自信が持てるようになるなど精神的な効果もあるようです。

◎生活習慣を変えることで体のクセもリセットできる

本書ではストレートネックや猫背の原因となるのは、スマホを使うときのうつむいた姿勢や正しくない座り方でのデスクワークや読書、前かがみで行う家事や作業など、毎日の生活習慣の積み重ねであるということも説明しました。

逆に考えると、生活習慣の中で何気なく行っている動作や普段の姿勢を振り返り、意識して正しい姿勢に変えていくことで、ストレートネックや猫背は改善できるということです。自分では正しい状態がよくわからないという場合は、専門家に正しい状態を教えてもらうのも良いでしょう。

長年にわたってついてしまった体のクセをリセットすることは、簡単ではないかもしれません。しかし、毎日繰り返すことで必ず変わっていくため継続してください。正しい状態をしっかり体が覚えてしまえば、自然にストレートネックや猫背は改善できるのです。

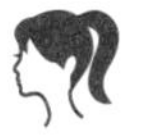

ストレートネックや猫背を解消する入浴法

入浴には体を温めて血行を良くし、筋肉や関節の緊張をほぐし、疲れをとる効果があります。目的や体調によって入浴方法のおすすめは変わりますが、首や肩に痛みやこりがある人は、**できれば湯船につかってください。**上半身を冷やしやすい半身浴ではなく、肩までしっかりつかる全身浴がおすすめです。40℃くらいの温かいお湯に、10〜15分くらいリラックスしてつかり、出るときは必ずゆっくり立ち上がってください。就寝の1時間半くらい前に入浴すると、ほどよく体温が下がってスムーズに眠りにつくことができます。

浴室のイスは低いものが多いですが、**頭を洗うときに首や腰を曲げた姿勢になると、頸椎や腰椎に負担がかかってしまいます。**高いイスに座るか、立って洗いましょう。心臓から遠い部分は血流が滞りやすく、血行不良の原因となっていることがあるため、体を洗うときは、手足の先など体の末端部分からゆっくりほぐすように洗い始めるのが効果的です。

快適なお風呂でストレートネックを改善しよう

肩や首に慢性的なこりや痛みがあるときに効果的な入浴法は、熱過ぎない湯に肩までつかる全身浴です。肩までつかったら、首や肩を回して筋肉をほぐしましょう。

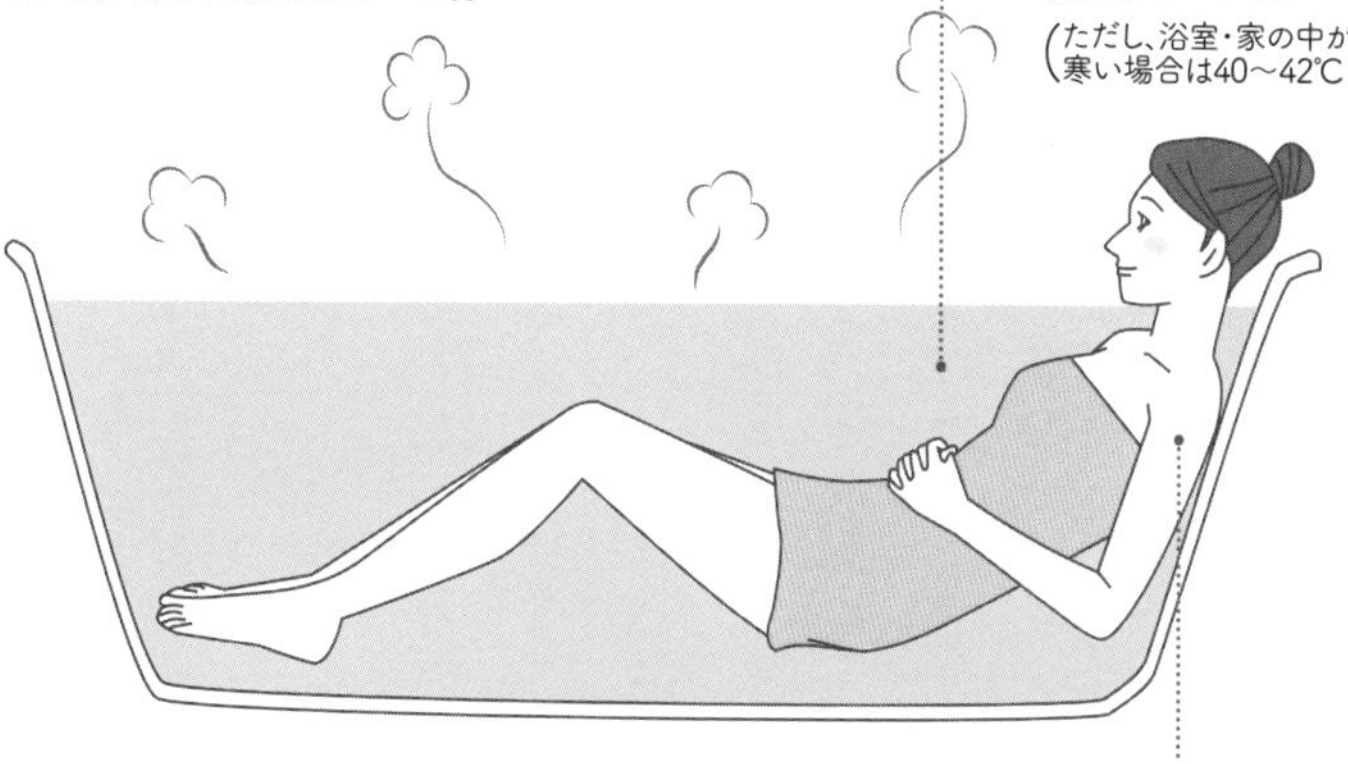
◎入浴時間の目安は10～15分
39～40℃くらいの
熱過ぎないお湯
（ただし、浴室・家の中が寒い場合は40～42℃）
肩までしっかりつかる全身浴

急激な温度変化や長湯によるのぼせなどに注意

高血圧の人	心疾患のある人	高齢の人

！ 入浴前後に気をつけたいポイント

入浴前にコップ1杯の水を飲みましょう。水分をとることで血液の循環が促進され、こりの軽減につながり、血栓予防にもなります。

入浴後は、湯冷めをしないように注意してください。特に髪を濡らしたままにすると、せっかく温めた首や肩を冷やしてしまいます。ドライヤーでしっかり乾かしましょう。

スマホとの正しい付き合い方を考えよう

スマホを操作するとき、頭を下げず前かがみにならないことがとても重要です。スマホを見るために頭を前方に傾けると、首が支えなければならない重さも激増していきます（次ページ参照）。そのための二択は、**できるだけスマホを目の高さまで持ち上げて使うか、頭は下げずに目線だけを下げてスマホを見ること。**ストレートネックを改善・予防したい人にとっては、これは絶対条件と言っても過言ではありません。

スマホを目の高さまで持ち上げる場合、**持つ側の手のひじを反対の手で支えると、**楽に固定することができます。長時間スマホを見続ける人は、**スマホ台をテーブルの上に設置して目の高さにスマホを固定すれば、**スマホ首の半分以上は解決します。１００円ショップの積み重ね可能なキッチン棚がスマホ台に便利です。ソファ・ベッドでの「寝ながらスマホ」は仰向け、うつ伏せ、横向きのどれも体の歪みの原因になるため避けましょう。

スマホを見るときの姿勢には要注意!

スマホを見るとき、どんな姿勢になっていますか? 首が前に傾くほど、頸椎にかかる負荷は想像以上に大きくなっていきます。うつむいた姿勢にならないように注意しましょう。

首の曲がる角度が増えると、
頸椎への負担も増加。60度では実に27kgもの負担が!

（アメリカの脊椎専門医ハンスラージ氏の研究）

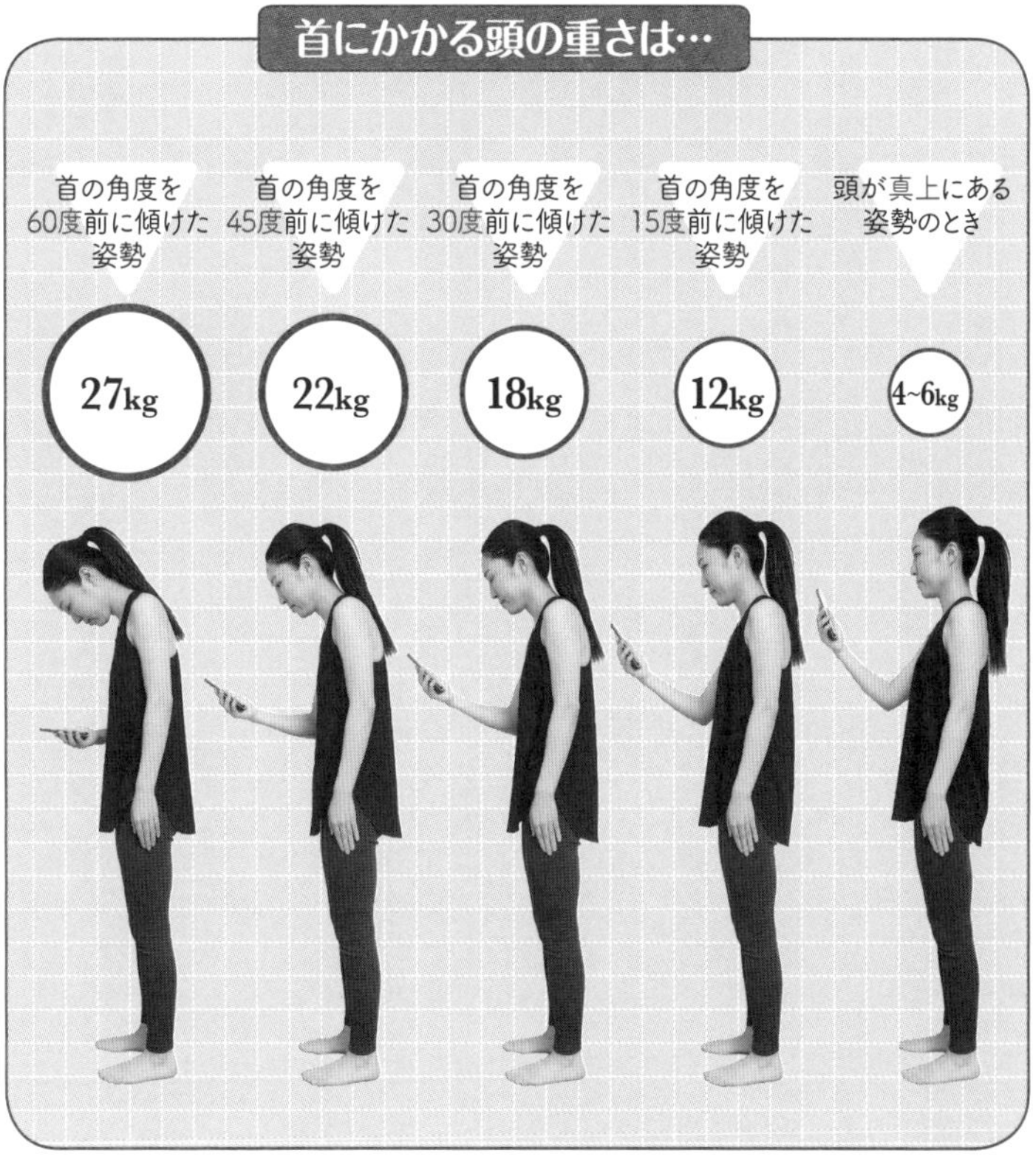
首にかかる頭の重さは…
首の角度を60度前に傾けた姿勢
27kg
首の角度を45度前に傾けた姿勢
22kg
首の角度を30度前に傾けた姿勢
18kg
首の角度を15度前に傾けた姿勢
12kg
頭が真上にある姿勢のとき
4~6kg

食事でストレートネックと猫背を予防する

ストレートネック・猫背を悪化させる要因には、**代謝の低下による姿勢維持筋肉のスタミナ切れ、肥満による体重増加**もあります。食事の改善による代謝の活性、体力の増強は大変重要です。しかし、食材選びは万人共通ではありません。たとえば今流行りの「低炭水化物、高たんぱく」で痩せて元気になる人がいる一方で、その手法では痩せられない上に、体調を崩してしまう人もいます。

大事なのは、まずは**自分のタイプを知ること**です。分類方法は色々ありますが、ここでは「人間には体の4つの主要な内分泌線（脳下垂体、甲状腺、副腎、性腺）があり、どの腺がメインかによって、生まれつきの食事傾向・体型が大きく4つに分かれる」というアブラバネル博士の研究を参考にしたものを紹介します。姿勢を維持するための活力の維持と、ダイエットに役立ててください。

自分に合った食事で体を整えよう!

▶タイプにかかわらず取るべき食材…新鮮な野菜をたくさん、適度な全粒粉の穀物

▶タイプにかかわらず控えるべき食材…カフェイン、生成された炭水化物（砂糖、白い小麦粉、白米、その他の精製穀物）

タイプ	【1】 脳下垂体タイプ	【2】 甲状腺タイプ	【3】 副腎タイプ	【4】 性腺タイプ ※女性のみ
食の好みの例	▶下垂体を刺激する食材 牛乳、ヨーグルト、アイスクリームなどの乳製品に偏りやすい	▶甲状腺を刺激する食材 お菓子やソフトドリンクなどの甘いもの、パンやパスタなどのでんぷん質、コーヒーや紅茶、コーラなどのカフェイン飲料に偏りやすい	▶副腎を刺激する食材 肉やチーズなどの脂肪分の多い食べ物、塩漬けナッツ、塩分の多いフライドポテトなどに偏りやすい	▶性腺を刺激する食材 濃厚なソースやクリーミーなディップ、チーズやバターを使った料理、タイ料理やメキシコ料理などのスパイシーな料理 赤身の肉などに偏りやすい
生まれつきの体型・体質傾向	頭が大きい（頭身が低い） どちらかというと幼児体型 体力派でなく知力・天才肌 胸周りが小さい	顔が繊細 手足が長いモデルタイプ 首が細い ※ストレートネックに注意	筋肉質でアスリートタイプ 骨格全体・胸周りが大きい 手足も太い ストレス・疲労に強い・鈍感	下半身の骨格が大きい安産型 脇腹やお腹は太りにくい ダイエット希望者が多い
太るとき脂肪のつきやすい箇所	全身まんべんなく丸い 柔和な顔立ち	下腹部・脇腹 お尻や太ももに少し （前腕・ふくらはぎは細い）	お腹 背中の上部	臀部や太ももの外側・後ろ側 二の腕 胸
推奨食事タイプ	非ベジタリアン型		ベジタリアン型	
取るべき食材	新鮮な野菜をたくさん 全粒粉の穀物を適度に	新鮮な野菜をたくさん 全粒粉の穀物を適度に	新鮮な野菜をたくさん 全粒粉の穀物を適度に	新鮮な野菜をたくさん 全粒粉の穀物を適度に
タイプ別の推奨食材	▶副腎・性腺を刺激する食材 牛肉や内臓肉をメインに、鶏肉や魚もサブで果物も適度に	▶副腎・性腺を刺激する食材 毎日卵を食べ、鶏肉、魚、適度な量の赤身の肉	▶脳下垂体や甲状腺を刺激する食材 軽い乳製品をたくさん	▶脳下垂体や甲状腺を刺激する食材 軽い乳製品をたくさん
控えるべき食材	カフェイン 精製された炭水化物（砂糖、白い小麦粉、白米、その他の精製穀物）	カフェイン 精製された炭水化物（砂糖、白い小麦粉、白米、その他の精製穀物）	カフェイン 精製された炭水化物（砂糖、白い小麦粉、白米、その他の精製穀物）	カフェイン 精製された炭水化物（砂糖、白い小麦粉、白米、その他の精製穀物）
タイプ特有の要注意食材	▶脳下垂体＆甲状腺を刺激する食材 乳製品を控える	▶甲状腺を刺激する食材 果物を控える	▶副腎を刺激する食材 塩分の多い食べ物 赤身の肉 脂肪豊富なチーズなどを控える	▶性腺を刺激する食材 刺激的な香辛料 赤身の肉 脂肪豊富なチーズなどを控える

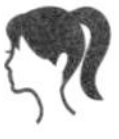

眠るときの姿勢と睡眠習慣

第4章で説明したように枕選びも大切ですが、ストレートネックや猫背の予防・改善のため、**「仰向けで寝始めること」「寝返り20回以上」**の2つを意識してください。横向きやうつ伏せで寝始める人もいますが、姿勢のため就寝時は仰向けで寝始めるように意識しましょう。両手のひらを上に向けて寝ると、巻き肩を防ぎ、胸を開いた状態でリラックスできます。さらに、寝返りは寝ている間に無意識に行われるストレッチで、寝返りを20回以上打つことが全身の柔軟性と血流を改善し、腰痛・肩こりに強い体をつくってくれます。逆に、寝返りを打つ回数が10回以下だと、腰痛・肩こりになる確率が高いようです。

なお、寝る前の最低30分はスマホを見るのは避け、部屋の明かりはなるべく暗くして眠りましょう。スマホやパソコンの光に含まれるブルーライトを浴びると、睡眠を誘発するメラトニンというホルモンの分泌が抑圧され、体内時計のリズムが狂ってしまいます。

睡眠の質を上げてストレートネック・猫背を改善しよう

姿勢と睡眠の質には関係があります。ストレートネックや猫背で姿勢が悪いと、睡眠障害になりやすいといわれています。正しい姿勢で寝る習慣をつけましょう。

良質な睡眠を取るためには？

▶ まっすぐ天井が見えますか？

首の曲線が枕とぴったり合っていれば、目線がまっすぐ上を向きます。

▶ 肩、肩甲骨が床についていますか？

肩や肩甲骨が浮き上がっている場合、枕の位置が下がり過ぎている可能性があります。

▶ 呼吸しやすいですか？

のどに圧迫感がある、苦しいといった場合は、後頭部が高過ぎる可能性があります。

▶ 首が浮いていませんか？

首が浮いていると、寝ている間に負担がかかってしまいます。

POINT

- 上記のポイントをチェックして、枕の位置や高さを調整しましょう。タオルなどを使うと、簡単に微調整ができます。

★ムラマサ先生のひとこと解説★

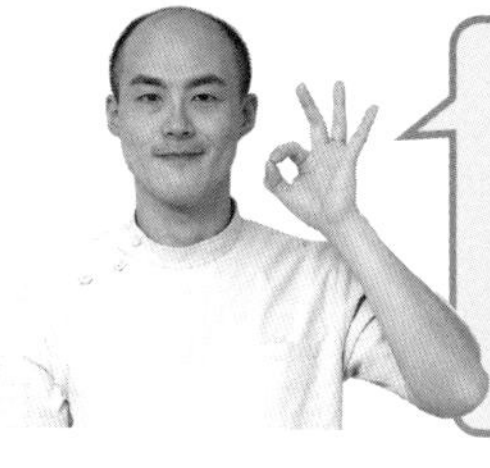

正しい姿勢とセルフケアを習慣にしよう！

まっすぐ仰向けに寝たら、肩は動かさずにゆっくりと顔だけを横に向け３～５秒キープ。続いて反対側に顔を向け３～５秒キープ。これを５回程度繰り返すと、首がほぐれて快眠の助けになります。

正しい呼吸法がストレートネックと猫背を防ぐ

ストレートネックや猫背の人は、常に前かがみの姿勢でいるため、肺が圧迫され、呼吸が浅くなる傾向があります。すると、背筋を正した姿勢で呼吸をするのに比べ、取り込める酸素の量が少なくなり、体のすみずみまで十分な酸素が行き渡らないことも、こりや冷えの原因になってしまいます。また、浅い呼吸を続けていると、交感神経が優位になり、自律神経の働きが乱れ、肩こりや冷えなどさまざまな不調の原因になります。

日常呼吸のポイントは、まず「鼻呼吸」をするということ。本来、鼻呼吸が好ましいのですが、無意識に口を少し開いて口呼吸をしている人が多いのです。**鼻呼吸が息苦しい場合は鼻うがいを試してください。**次に**「胸式呼吸」と「腹式呼吸」を両方できること。**元気になりたいときは交感神経を活性化する胸式、リラックスして休みたいときは副交感神経を活性化する腹式がおすすめ。両方練習すると体内がほぐれ、姿勢維持に大変効果的です。

ストレートネック&猫背を予防・改善するための呼吸法

呼吸は自律神経と深い関わりがあります。毎日、意識しながら深呼吸をすることを習慣にするだけでも自律神経が整い、 体幹が安定し、正しい姿勢へと近づいていきます。

★息を吐く「呼気」を意識する

↓

副交感神経が優位になる

↓

体がリラックス状態になり、
血流がよくなる

↓

免疫力もアップ！

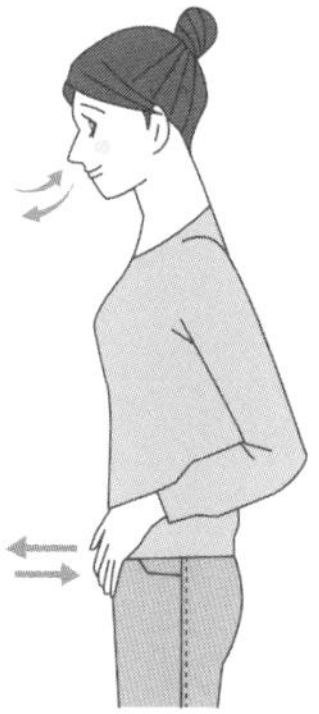

▶ 心と体を整える腹式呼吸がおすすめ

大きく吸った息を、吸うときの2倍くらいの時間をかけて吐くことで、副交感神経が優位になり、リラックスできます。毎日10回程度の腹式呼吸を習慣にすると、体幹を整え、姿勢を整えることにつながります。

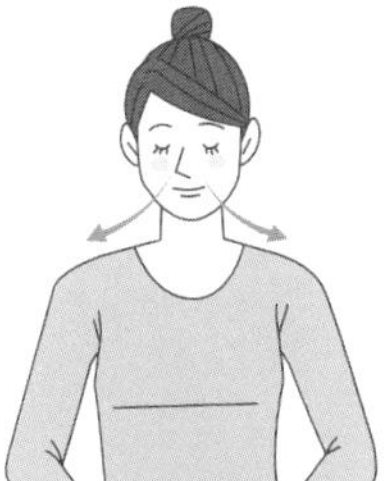

CHECK!

普段の生活では交感神経優位になりやすいため、日常的に腹式呼吸がおすすめです。ただし、まれに腹式呼吸に偏り過ぎて、「胸式呼吸が分からない」「できない」人もいます。その場合、背骨・肋骨や周辺の筋肉が硬くなってしまうこともありますから、バランスを大事に胸式呼吸も忘れず意識してください。

乗り物に乗るときのひと工夫

電車やバスでの移動時間、空いた座席が見つかると、ホッとしませんか？　座席につくと、すぐにスマホを取り出して見始める人や、ウトウトと居眠りをする人が大半かと思います。ただ、電車やバスなどの座席では姿勢を大きく変えることはできず、乗り物が揺れる衝撃もあって、首や肩を痛めてしまったという経験をもつ人も少なくないようです。

スマホの画面に集中して、姿勢が崩れていることに気づかない…ということのないよう姿勢は意識してください。電車やバスの席に浅く座ると、骨盤が倒れてだらしない座り方になりがちです。背もたれと体の間に隙間をつくらないように深く座ると、自然にきれいな姿勢を保つことができます。スマホは顔の高さにして見る習慣をつけましょう。車内での居眠りはおすすめしませんが、どうしてもという場合は少し大きめの手荷物をひざの上に置き、さらに手で頭を支えるなど首への負担が少ないように工夫するとよいでしょう。

乗り物の中で油断していませんか?

乗り物での移動中にスマホを見るにしても、居眠りをするにしても、ずっとうつむいたままでいる人をよく見かけます。これは首に大きな負担をかけますので、注意しましょう。

▶ うつむいてずっとスマホを見ていませんか?

電車に乗って周りを見渡すと、老若男女みんなスマホに夢中。気づいたら自分もつい前のめりの姿勢に…

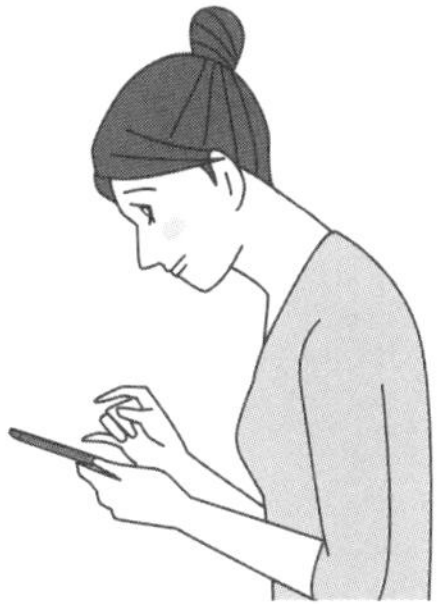

スマホは顔の高さに上げて見る習慣を!

▶ 居眠りして頭が前に垂れていませんか?

疲れ切って、車内でウトウト。いつの間にか頭が前に垂れて、隣の人に寄りかかりそうになったりすることも。

リュックや大きめのカバンをひざの上に乗せて両手で抱え、頭と首を乗せて安定させるとよい

★ムラマサ先生のひとこと解説★

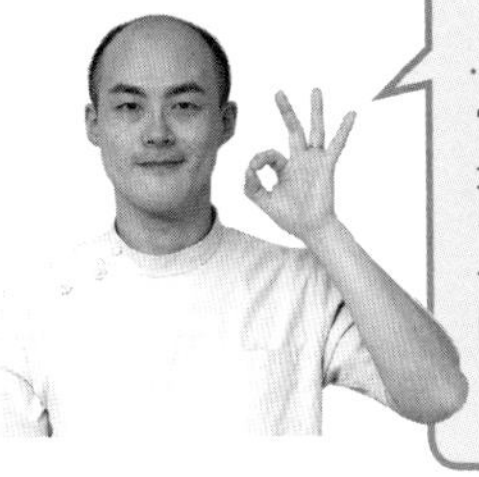

スマホよりも車内広告に目を向けよう!

電車や地下鉄に乗ると、必ず目にする中吊り広告。最近ではドアの上に設置されたディスプレイに流れる、デジタルサイネージ広告も増えています。
手元にあるスマホばかり見ないで、車内広告に目を向けてみてください。目線より上にあるものを見上げる形になるため、ストレートネックや猫背予防の良いトレーニングになります。

普段の何気ない習慣から変えてみよう

現在の日常生活や仕事、勉強などの場面において、首や肩に負担がかかるのは、ある程度やむを得ないでしょう。しかし、**できる範囲で負担を減らす工夫をすることが大切です。**後ろから呼ばれたときに同じ側から振り返ってしまう人が多いのは、利き手や利き足があるように首の回りやすさにもクセがついてしまっているのです。このような習慣も積み重なると、**首の使い方に偏りが生じてトラブルに結びつく**ことがあります。

長時間下を向いたままで行う作業はたくさんあります。スマホやパソコン、ゲームなどのほかに運転、読書、料理、洗い物、掃除、編み物、縫い物、草取りなど、自分の生活を振り返ってみてください。たとえば、テレビを見るときも、ソファや床で横になってひじ枕をすることはありませんか？　この姿勢は首に負担をかけるので、やめるべき。頬杖をつくのがクセになっている人も気をつけたほうがよいでしょう。

ちょっとした気づきからストレートネックや猫背は改善できる

日々のちょっとしたクセが積み重なって、首のトラブルを招くことがあります。ほとんどの人が何らかのクセを持っていますが、可能な限り減らす工夫をしましょう。

▶ 頬杖の手はあごの下に置く

あごの先を手で支えるような頬杖は、頸椎への負担が大きいです。
あごを押し込むような頬杖なら、首への負担は少なく頭が支えられます。
ただし、長時間は避けましょう。

○

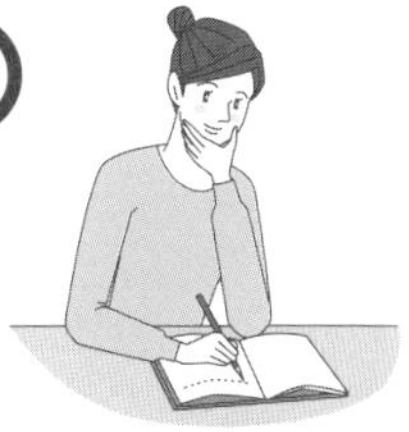

▶ 仮眠をとるときはネックピローを使うと良い

ネックピローは首を支えて寝姿勢を安定させるのに役立ちます。仮眠時や自宅でのリラックスタイムに便利。

○

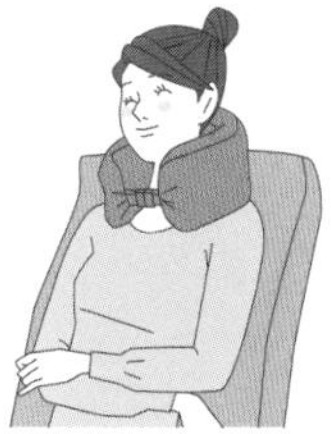

▶ 寝転んでひじ枕をしてテレビを見ていませんか?

楽そうに見えても、実際は首にかなりの負担がかかる姿勢です。

×

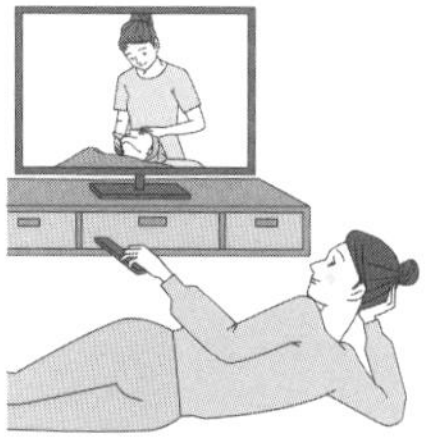

▶ 自分の真横に資料を置いてパソコン入力をしていませんか?

いつも同じ側に資料を置いて仕事をしていると、同じ側ばかりを向くクセがついてしまいます。

×

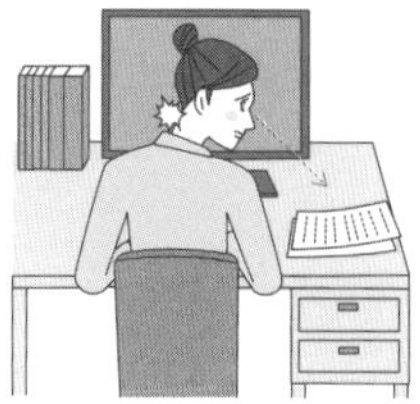

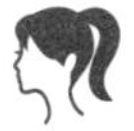

1分間ストレッチを続けてあなたも健康生活！

　ストレートネックや猫背は、大方が不治の病ではなく、改善、予防ができます。つまり、これらに由来する慢性的な不調に日々悩まされている人も、自分自身で克服し、健康な生活を手に入れられる可能性が高いのです。本書のおすすめは、**日常生活の中で正しい姿勢を保つことと、定期的な小休止を入れること、本書紹介の1分間ストレッチをすること。**この3つの実行が、こりや痛みの劇的な軽減につながります。1分間ストレッチは、自分ひとりでどこでも簡単にできます。忙しくて時間がなくても、広い空間がなくても大丈夫。身近な道具を使う方法も紹介していますが、特別なものを用意する必要はありません。

　そして、**正しい姿勢とストレッチは継続することが大切です。**痛みや違和感が緩和されてからも、毎日の習慣にしてください。正しい姿勢が身につき、首本来のカーブを取り戻す大きな助けになります。あなたもすぐに始めて、続けてみてください。

ストレートネック&猫背は予防・改善できる!

日常生活の中で正しい姿勢を保つこと、本書で紹介している1分間ストレッチを毎日根気強く継続することで、ストレートネック&猫背はきっと改善できます。

日常生活の正しい姿勢

1分間ストレッチ

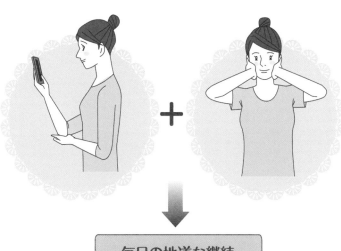

毎日の地道な継続

ストレートネック&猫背とさようなら!

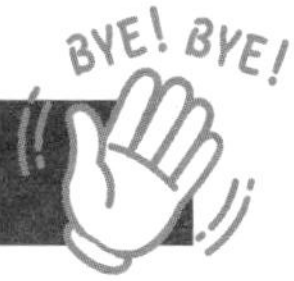

●監修者紹介
村田 雅史（むらた・まさし）

ムラマサ骨格矯正センター代表・日本頭蓋骨形矯正学会代表

頭蓋骨や肋骨の変形・膨張を修正して美容劣化と自律神経を同時に回復する独自の技術を開発し、東京・御茶ノ水にて臨床に当たっている。日本に限らず、欧米圏・アジア圏のクライアントからも支持を受けている。
14 歳から手技療法のアマチュア施術活動を開始。オーストラリア州立大学カイロプラクティック学科に進学し、WHO基準の学位を取得して開業。その後もさまざまな施術や健康方法の研究を重ねた。頭蓋骨の形の矯正の情報を社会に役立てるべく、日本頭蓋骨形矯正学会を設立。

●ムラマサ骨格矯正センター
https://face-body-relaxation.com
TEL 050-5242-3471

●参考文献

頸椎症の名医が教える 竹谷内式 首トレ／竹谷内康修著 徳間書店
ねこ背を 10 秒で治して人生を変える！／鈴木孝佳著 宝島社
あなたの首の痛み・肩こりはストレートネックが原因です！／酒井慎太郎著 永岡書店
すっきりキレイに、10 秒で「ねこ背」をなおす本／根本和典著 現代書林
30 秒ストレッチで楽になる！スマホ首のほぐし方／宝島社
Dr. Abravanel's Body Type Diet and Lifetime Nutrition Plan ／ Elliot D. Abravanel 著 BANTAM BOOKS
整形外科テスト法 増補改訂新版 単行本／ J. J. シプリアーノ著，斉藤明義 監修・翻訳　医道の日本社

編集協力／ミナトメイワ印刷（株）、（株）エスクリエート
執筆協力／戸田恭子
情報協力／りーる整骨院（彦根）上田永吉
デザイン／（株）アイエムプランニング
イラスト／ Kana Shimao
モデル／ Akane
校閲／大塚直子

姿勢がよくなり、痛みが消える
ストレートネックと猫背が劇的に改善！ 1分間ストレッチ

2021年 6 月15日　初版第 1 刷発行

監修者　村田雅史
発行者　廣瀬和二
発行所　株式会社日東書院本社
〒160-0022　東京都新宿区新宿 2 丁目15番14号 辰巳ビル
TEL：03-5360-7522（代表）
FAX：03-5360-8951（販売部）
URL：http://www.TG-NET.co.jp
印刷・製本所　図書印刷株式会社

　ISBN 978-4-528-02355-0 C2077